大展好書　好書大展
品嘗好書　冠群可期

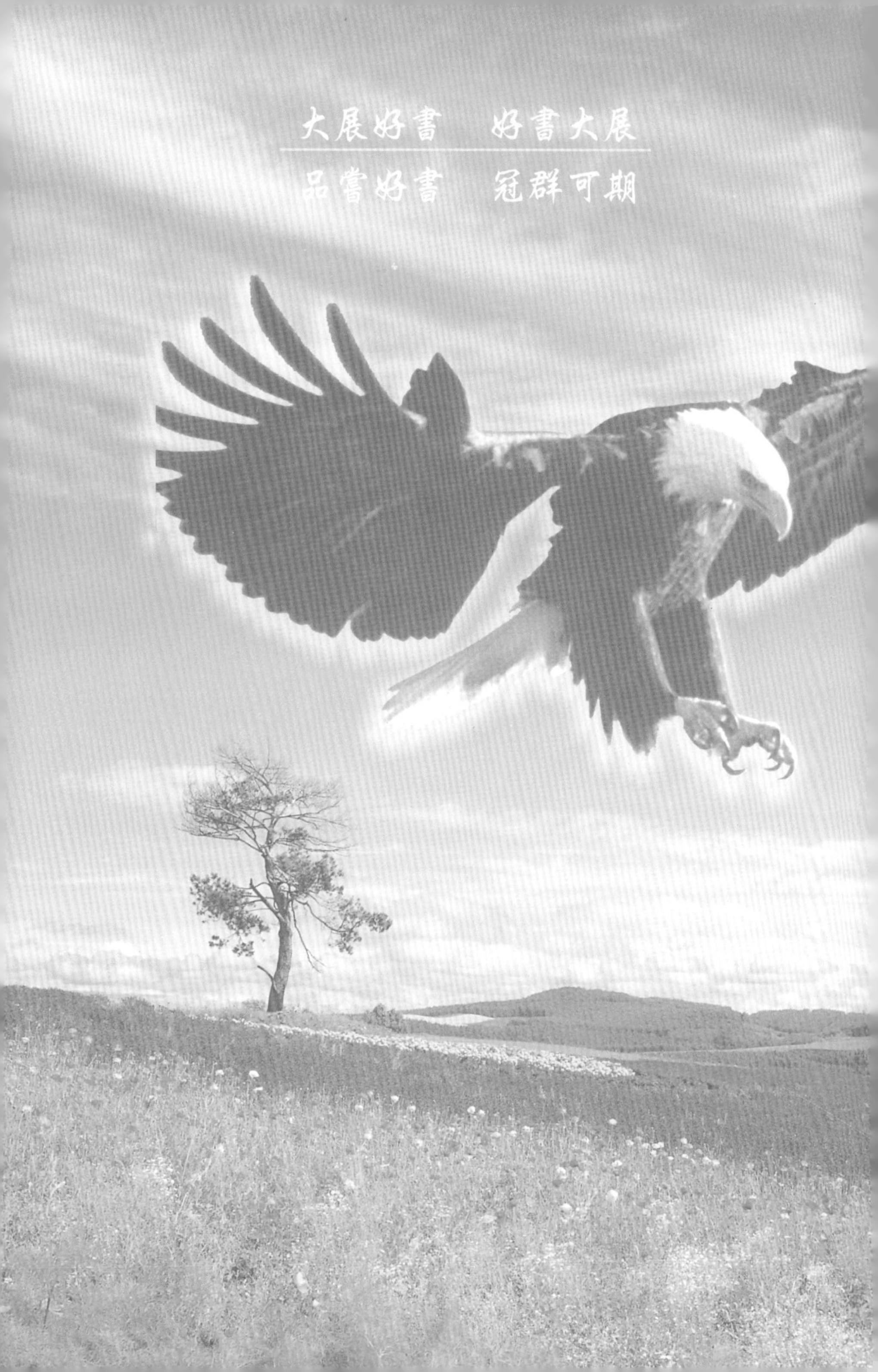
大展好書　好書大展
品嘗好書　冠群可期

親子系列

11

幼兒真心話

—出生到 1 歲半的體驗

王欣筑／主編

大展出版社有限公司

序言

養兒育女可說是大多數人天經地義的人生課程，孩子一旦出生，其發育成長的情形有很大的個別差異。然而，站在父母的立場，總希望寶寶的成長發育愈早愈好。但是，成長發育就如同每位寶寶的長相一般，當然會有差異。

寶寶的成長發育過程，例如：發燒、抽搐、咳嗽、嘔吐、下痢、出疹、啼哭常常有其徵兆，這時候，母親一定會覺得困惑。一般而言，嬰兒從降臨人世，其智能的發展可謂一日千里，這段期間，大人的任何教養都足以影響孩子一生。

嬰兒期和幼兒期的教養，是決定一個人終生是否幸福的關鍵所在，是一個人一生中最重要的時期。

「幼兒真心話」是以嬰兒的立場來觀看大人的世界，並且表白嬰兒的感受、需要以及對父母們的建言為內容。讓父母們能在「適當時期」給予孩子最適合的指導。

嬰兒的疾病都大同小異，而父母認為嬰兒生病，就趕忙找醫生檢查的狀況也相差無幾。

但是，身為醫生的人多半沒有考慮到父母為何會認為嬰兒是生病的前因後果。因為，大多數的醫生只忙著替嬰兒做治療的工作。而那些盲目地擔心嬰兒的疾病的父母們，其心態並不是他們治療的對象。

筆者認為小兒科醫生，每天必須接觸各式各樣的嬰兒，但是，發現嬰兒的父母或其他大人，在照顧、養育嬰兒方面常有不當的處置、如果能夠將那些會令父母們擔心的狀況確實掌握住，應該多少可以減輕父母們的負擔。因此，就以會令父母們擔心的各個症狀為導線而寫下本書。

目　錄

第二章　周歲前後

第三章　一歲半之前

第一章　半歲之前

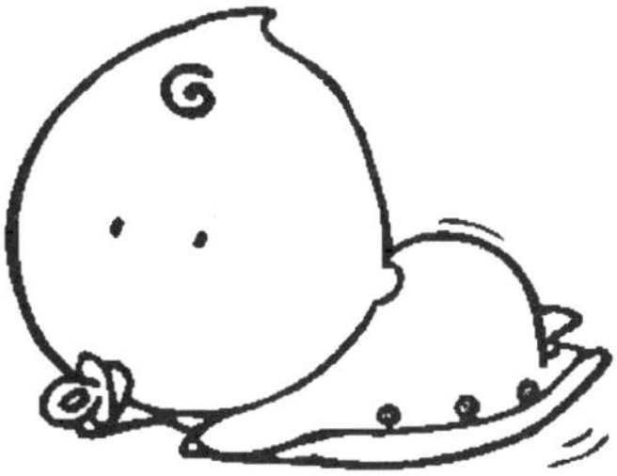

醫院 吵雜的一天

我昨天剛出生，眼睛還看不見，可是耳朵卻聽得很清楚。而且，在這家醫院發生的所有事情我都可以感覺得出來。

不知為什麼護士小姐老是一走起路來就嘎嘎作響，一定是噸位太大了。還有，每次打開房間的窗戶時，也會發出很大的聲音，這似乎也不太好。

我最討厭吵雜的聲音了，而且我媽媽也如此。我現在還很疲憊，所以，很希望能好好地睡一覺。可是，偏偏在這時候，一會兒是咚咚咚的腳步聲，一會兒又是乒乒乓乓的開窗戶聲。只要一有這些聲響，我就一定會受到驚嚇而哭出來。

我一哭起來時，最可憐的是我那初為人母的媽媽。每次都因為不知道我為何哭泣而慌張失措。其實，只要給我一個安靜的環境，除非是我的尿布濕了，或肚子餓了，否則我是不會哭的。

每當醫院靜寂下來時，窗外卻又會吵鬧起來。最令人受不了的，是廣告宣傳車的傢伙。每次總是播放著一些奇怪的歌曲，而一旦歌曲停止後，緊接而來的則是一種令人聽了就要作嘔的聲音，在唱述著什麼商品的效能。言詞是講得客氣有禮，但是，用那麼大的聲言播放，任誰都會不愉快。

好不容易總算感到周圍已經都安靜下來時，一下子又是親戚來祝賀。每一個來到的人都會凝視著我的臉，其中也有把我抱起來後竟還對我打噴嚏的人。萬一把感冒傳染過來，要怎麼辦？

剛出生的嬰兒要是被傳染上感冒，是會引起肺炎的呀！這些人該不會是在學校上健康教育時都在打瞌睡。

這家醫院的院長也真是的，只要像建築工地那樣，在有新生兒的房間外掛一張「閒人勿進」的牌子不就好了嗎？

不過，果真如此的話，這家醫院可能會被認為太嚴格，而大家以後都不來就診了！說起來，醫生這行業也是怪可憐的。

這家醫院中還有一件很吵的事，就是那些被特別請來照顧患者的那些婦人的閒聊。她們老是喜歡對別人說長道短。例如她們會說，六號房的那位太太很吝嗇；三號房的太太和她的先生兩個人的年齡相差很大；某位醫生好像特別照顧四號房的患者……。實在真囉唆，為什麼她們對別人的私事會那麼感興趣呢？一定是她們自己的生活都很空虛吧！

奶水不夠 不可慌張

在醫院裡已經連續住六天了，照理說應該很習慣這裡的生活，可是那些煩人的事情卻層出不窮地令人受不了。

隔壁產房昨天剛出生的嬰兒老是哭不停，令人無法安心，媽媽因此特別向護士打聽是不是對方的母親奶水不夠？後來據說對方的母親奶水很充足，只是那位嬰兒不管人家如何呵護他，總是動不動就哭個不停，而且聽護士說，那位嬰兒好像有點神經質，稍微吃了一點奶就感到厭煩而睡著了，結果不一會兒又因為肚子餓而哭醒過來，而且一哭就發脾氣連奶也不吸，所以，白天哭晚上也哭。他整天哭個不停，我真擔心他會把肚臍哭得凸出來。

特地請來隨床照顧我們的女士，親切又勤勞，可是，沒有什麼衛生觀念，每當媽媽的奶水不夠時，她就會用葡萄糖液餵我。她先將葡萄糖液倒入杯子裡面，然後用手拿著脫脂棉吸住液體讓我吸吮。因為這種液體的味道很好，所以我特別喜歡，可是附著在女士手指頭上的那些不乾淨的東西，也會滲透到脫脂綿中的液體裡面，然後隨著液體被我吸到肚子裡面去。

如果這位女士是赤痢菌的帶菌者，那麼，我豈不是會被感染上赤痢嗎？真希望以後她不要再用手拿脫脂綿沾東西餵我。

媽媽一直擔心她的奶水不夠，所以，她就請人來替她按摩乳房。爸爸也從家裡做了許多鯉魚的料理來給她吃，同時醫院也給媽媽注射催乳劑。

媽媽，其實妳根本用不著擔心，因為現在我的嘴巴還沒有辦法很用力地吸吮。所以，奶水也不可能出來得太多，再過幾天我的吸吮力增強，而且妳的奶水分泌也增加時，我自然就有足夠的奶水吃了。所以，現在根本不用著急。

不過，仔細想一想，那些乳房的按摩、料理和催乳劑的注射等，追根究底都好像是用來治療媽媽焦躁的情緒罷了。醫生的所謂治療，就是在患者的疾病自然療癒之前，設法清除病患不安的情緒。

所謂好醫生就是要讓病人隨時保持著穩若泰山般的心情，然後，對症下藥治療病患的疾病。相反地，那種只治療疾病而不會安撫病人心情，甚至和病人爭吵的醫生，充其量也只能說是個庸醫罷了。醫生和病患之間如果彼此沒有充分的信賴感，那麼疾病的治療將不會順利。

我想媽媽很信賴來替她按摩乳房的那位護士。這是一個很好的傾向，這位護士也懂得要領，每次經過她的按摩之後，變得奶水充足。

我的家　社區住宅

今天我終於來到了我的家，每當爸爸來醫院看我們的時候，媽媽都吵著希望早點回家，所以，爸爸只好放棄要讓我們在醫院裡住兩個禮拜的計畫。而提早在第十天就讓我們出院了。

今天爸爸特別向公司請假來接我們，於是，親子三人就坐著車子回家了。我的家是公寓式的住宅，據說那是非常現代化的建築物，但是對我來說，這裏感覺上並不太舒服。公寓式的住家總是不太通風，冬天的時候或許比較保暖。可是，到了夏天或許會悶熱得令人受不了。

同時，我的家也沒有想像中那麼寧靜。因為附近經常有人成天開著收音機，聽說那是為了防止小偷闖空門。事實上，一旦這種伎倆被識破了之後，當小偷真的破門而入時，這種聲音反而會變成是在掩護他不被人發現。

到了晚上，收音機的聲音又會被電視機的聲音取而代之，同時還會夾雜著從二樓傳出來的鋼琴聲，實在是吵鬧無比。

事實上，在公寓起造的當初，要是能夠為這些「有志於成為音樂家」的人，建造特別隔音設備，就不會有這種問題了。

到了晚上電冰箱所發出的怪聲也令人刺耳。我想當初發明此物的人，一定是不知道睡不著是痛苦的「熟睡家」。

因為晚上非常吵雜，我的生活規律就變得晝夜顛倒了。通常在早上我都可以睡得很舒服，往往一睡就是連續五、六個小時。不過，也正因為如此，到了晚上我就不想睡，而且會有好幾次想要喝奶。

我喝奶的時間也因此而變得不規則。媽媽所參考的育兒指南書上說，小孩子的管教要從規則性的授奶開始，因此，媽媽對我喝奶的時間不規則，感到非常地焦急。

可是，在這麼吵雜的家裏，媽媽再怎麼努力隔三個小時餵我喝奶一次，我還是沒辦法有規則性地睡眠。所以，白天媽媽也都會讓我舒舒服服地睡覺。

晚上鄰居的太太到我家來作客，看到我在哭，就跟我媽媽建議說，小孩子的睡眠時間如果晝夜顛倒，最好讓他吃一點安眠藥，這樣就可以改正過來了。

像這種人不把自己家裏的電視聲音關小一點，卻要人家去吃安眠藥，實在是令人受不了。

胎毒　臉頰上長出小痘痘

從兩、三天前，我的臉頰和額頭上陸續地長出了像小面皰般的小痘痘。最先發現這個異常的是每天都會抱我的爸爸。這該不會是麻疹吧！只知道小孩會出麻疹的爸爸，一看到有異樣，就慌張地告訴媽媽。

可是育兒指南書上說，嬰兒最少要過五個月以後才出麻疹。自從我出生以後，就經常以較有育兒知識的姿態來壓制爸爸的媽媽，這麼說：

「這一定是某種皮膚病！搞不好還是一種壞疾病的遺傳呢？」

一聽媽媽這樣說，爸爸馬上以很不愉快的口氣說：「妳可別亂瞎猜呀！」

正當這場小戰鬥要開始的時候，鄰居的太太又來串門子了。而且一看到我臉上的小痘痘時便說：

「這是滲透性體質，我妹妹的小孩子也因為有這種現象而苦不堪言，你們最好把小孩子帶去給醫生看，否則情形會越來越嚴重。」

可是，為了到底要給哪位醫生檢查又引發了一場爭執。鄰居的太太和爸爸都認為這是皮膚病，所以，覺得只要到附近的皮膚科診所去就可以了。但媽媽卻認為應該到幫我接生的那家醫院。還好，後來因為那家婦產科醫院比較遠，而且媽媽也沒有很堅持，最後決定把我送去附近的皮膚科診所診斷。

因為爸爸要趕去上班，鄰居的太太就陪媽媽抱著我去找附近的皮膚科醫生。到了皮膚科診所，醫生看了我一眼，就說：

「這是公寓病，現在的公寓完全都是鋼筋水泥的建築，而在日曬不到的地方經常會因吸收水氣而變得潮濕，這種濕氣常會使人長出濕疹。」

於是，醫生就替我擦了一些藥。本來我以為這樣子就沒事了，誰知接著醫生又把我放到病床上，然後在我的手臂上用一根令人感到恐懼又疼痛的針刺了一下。

這是我出生以來，首次遭受到的虐待，雖然有心想要抵抗，但是除了大聲哭泣以外，事實上也別無他法。

後來那位醫生好像又特別吩咐，我以後必須每天去打針。想想才出生十五天的嬰兒，就遇到了這麼恐怖的事情，真不敢想像以後的人生還會有多少的災難呢？此後這種令人恐怖的嬰兒虐待竟然持續了一週之久。這簡直就是人權的蹂躪。

從睡眠中突然感到胸口有如刀刺，害怕地驚醒而哭泣了。不管醫院的百般虐待以及藥膏的治療，我臉頰上的小痘痘越來越嚴重了。媽媽焦慮不安，爸爸變成失眠症，情況真是淒慘。

滲透性體質　停止打針

打針抹藥之後，非但我臉頰上的小痘痘沒有痊癒，連頭上也長出有如瘡疤樣的東西來了。媽媽終於按捺不住，帶著我到出生的婦幼醫院去找醫生檢查。

婦幼醫院的醫生和以前的醫生比較起來，似乎顯得經驗老到。

「其實，這並不是疾病，是一種體質。因滲透性體質而造成的濕疹是很難治療的。不過，六個月之後症狀會變得輕微，到了九個月全部就好了。治不治療結果都一樣，只要注意保持清潔，經常更換枕頭布、棉被套，不化膿就不會留下疤痕。現在大家都用副腎皮質荷爾蒙軟膏來治療，不過，如果停止使用又會惡化。像我自己的孫子才不管他呢。自古以來都稱它為胎毒，其實一點毒素也沒有。」

精彩極了，這位醫生。真是令人刮目相看。治不治療結果都一樣，這句話說得太好了。從此我可以從打針的嬰兒虐待中獲得解放了。媽媽聽了醫生的話後，神態似乎也鎮定了不少。不過與其說是鎮定，應該說是放棄了。

到了晚上，爸爸回家之後和媽媽又為了今天的事情開始了唇槍舌戰。爸爸的說法是，現代醫學這麼進步，竟然治不了這種小痘痘簡直可笑。甚至還指責那位婦產科的醫生是老糊塗，缺乏新知識，也許已經跟不上時代了。而媽媽的反駁是，既然這是一種眾所周知的疾病，如果有好的治療方法，任何醫生應該會對症下藥了。

我贊成媽媽的意見。當然，治療有時候只是給患者安心而已。但是，如果是為了令父母安心而虐待嬰兒就免談。

最後媽媽還說了一句中聽的話：

「醫生說這是體質的關係，體質是遺傳的，無法輕易地改變。像你自己還不是很容易長蕁麻疹，一定是你的遺傳了。」

一點也不錯。去年爸爸因為惱人的蕁麻疹，整整兩個月到醫院打針，又服用肝臟的藥，但是，仍然長出了蕁麻疹，當時爸爸還抱怨說，體質的疾病真難治療。

總而言之，從今天開始我已經不用再去打針了。出現在我夢中拿著長矛的惡魔不見了。而且夜晚醒來的次數也減少了。

媽媽的心情顯得平靜多了，爸爸也似乎不再失眠了。由於臉頰上的小痘痘不再增多，爸爸好像也贊成了婦產科醫生的說法了。

爸爸　請陪我玩

我的人生已經有兩個月，眼睛稍微看得見了。媽媽早上會抱著我到戶外呼吸新鮮的空氣，十～十五分鐘，非常舒服。

昨天媽媽對爸爸說，呼吸新鮮空氣可以鍛鍊肌膚。又說為了預防冬天感冒，趁天氣晴朗的時候要多鍛鍊皮膚的健康。而且當太陽光照射到肌膚時，皮膚會產生維他命D，人如果缺乏維他命D，骨骼就會變得鬆軟，因此，對於骨骼發育旺盛的嬰兒而言，日光浴是絕對必要的。

本來媽媽也沒有具備這些知識，自從生了我之後，一有空就翻閱育兒叢書。這些都是從書上學來的。

媽媽會如此認真大概是出自母性的自覺。不僅是育兒書籍，舉凡報章雜誌或電視、收音機中有關育兒方面的知識，媽媽都顯得非常關心而熱衷，按照這個情形看來，在我們家媽媽要遠比爸爸偉大了。

爸爸傍晚回到家後，只會懶散地趴著睡懶覺，或盯在電視機前面一動也不動。聽說當初他和媽媽談戀愛時，還曾經送媽媽第九交響樂的CD，而這些藝術氣息都不知到那兒去了，書架裏的文學全集也都是媽媽一個人在閱讀。爸爸所閱讀的只有報紙和週刊雜誌。在公司裏被人呼東喚西差使的結果，搞得如此的疲憊也實在有夠悽慘。

身為上班族的爸爸們，一身精疲力竭地回到家，對我們這些嬰兒會造成極大的困擾。因為他們凡事要媽媽服務，變成我們最大的競爭者。

如果爸爸能夠精神飽滿的回家，抱著我出去散步，或替我洗澡，陪我玩耍就好了。這並不是為了減輕媽媽的負擔，重要的是我並不只是媽媽的孩子，我也是爸爸的孩子呀！因此，我也希望爸爸能夠抱我、哄我玩。

在嬰兒長大之前，「育兒」方面的事全仰賴媽媽一手包辦，若爸爸只在偶爾的時機充當批評者，身為人父者就太自私了。如果父親不能讓孩子感到是足以信賴的人，那麼，家庭教育是絕對難以成功的。

到了青春期的孩子，經常有人會和爸爸漸漸地疏遠，這只不過是日常「不信任感」的累積所造成的結果。

腳氣病　吐奶與綠便

我的成長狀況非常順利，不但奶喝得多，夜晚也睡得好。還會經常一個人笑了起來。

只不過因為奶吃得過多，有時候積壓在胃內的過量奶汁，會隨著打嗝吐出來。這時候會像噴水一樣地吐奶。而有時候是經過三十分鐘之後，覺得吃的太多才吐出來。這時吐出來的乳汁中，會帶有因胃酸而凝固成像豆腐樣的東西。奶喝過多而痛苦時，吐奶後就舒服多了。

但是，媽媽看到我吐奶好像非常擔心。她大概以為我又有什麼疾病了，不停地用手撫摸我的額頭。其實，我根本沒有怎麼樣呀！

這時候隔壁的太太又來了。這位太太懂得很多，卻常教媽媽做一些令我十分困擾的事。當她看到媽媽擦拭著我吐出的奶汁時，立刻發出忠告說：

「你的小寶吐奶了嗎？一定是得了腳氣病，嬰兒染患腳氣病最危險了。常會蔓延到心臟而造成不治哦！」

開什麼玩笑！請看看我這麼舒服的表情。這位太太瞧也不瞧我，就衝著媽媽胡扯。「你的小寶是不是有綠便呢？嬰兒腳氣病都有吐奶、綠便的徵狀。」

我的排泄物的確呈現綠色，但是，喝母奶之後，排泄物呈現綠色，甚至夾雜著白色顆粒樣的東西卻是平常的生理反應，如果不相信，可以挨家挨戶地去檢查吃母奶的嬰兒排泄物。雖然有黃色便，但是，排綠色便的也大有人在。

隔壁太太建議媽媽帶我去醫生那兒打一針。糟了，難道又要帶我看穿著白衣，拿著針筒攻擊毫無抵抗能力的嬰兒的人嗎？媽媽突然想起今天衛生所有護士要來巡迴檢查，於是拿著留有排泄物的尿片帶我過去。

不但是護士，連衛生所的醫生也來了。醫生笑著說：「像你們這裡住著這麼多『有教養的太太的地方』，如果還出現嬰兒腳氣病，那就稀奇了。」

接著便替我做檢查、量體重、看了排泄物。然後說：

「這是奶吃得過多了。看樣子您孩子的成長速度比其他孩子要快一倍半左右。」

乳汁不足　添加奶粉

媽媽得了乳腺炎。由於我的吸吮力過強，媽媽的乳頭受傷而長了黴菌。產生乳腺炎的是乳汁較多的右側乳房。因此，我的食糧減少了五成以上。

媽媽到診所接受治療後，順便買了奶粉回家。我第一次嚐到所謂的奶粉。習慣了媽媽乳汁的我，對奶粉一點也不感興趣。媽媽為了矇騙我的舌頭，在奶粉裏添加了一點砂糖。但是，總覺得帶有一點醋酸的腥味。而且再加上哺乳瓶上奶嘴的味道，簡直令人不敢恭維。

媽媽察覺到我不太喜歡喝牛奶時，本來每隔四個鐘頭餵我吃奶一次，現在卻超過四個鐘頭半也不餵我奶。我為了表示已經飢腸轆轆，於是大聲地號哭。但是，這反而加劇了飢餓感，喉嚨也變得特別乾渴。媽媽趁機把奶瓶塞進我的嘴裏，這時候我倒不那麼在意奶嘴的塑膠味了。而且也覺得哺乳瓶內奶汁和媽媽奶汁的味道也差不了多少。

我放心地喝了起來。途中因為奶嘴露出口外而嚇得哭起來，但是，立刻又吸住了，結果將整瓶牛奶喝得精光。不過，後來的奶汁味道仍然有點奇怪。好像在途中將放有媽媽乳汁的奶瓶和牛奶瓶對調的樣子。但是，從此之後對奶粉以及奶嘴的塑膠味道就不再耿耿於懷。

三、四天之後的夜晚。媽媽又泡牛奶給我喝，但是，那個味道簡直怪極了。我用舌頭推出奶嘴並且把臉撇向另一邊。這時候媽媽對在一旁的爸爸說：

「他知道耶！加了綜合維他命就不吃了。」

果然不錯吧！難怪有股味道。我可不管綜合維他命有什麼好處，它的味道不合我的味口。爸爸說：「好吧，讓我來餵餵看。」

然後用力把奶嘴塞進我的嘴裡，豎立起奶瓶，猛灌添加了維他命的牛奶。怎麼這麼蠻橫無禮呢？我是因為味道不好才不喝，大人們為何要使用暴力手段呢？嬰兒最愛自由的，我們討厭被人強迫壓住頭或手腳。

我哭泣著抵抗。牛奶跑進氣管嗆到了，簡直快要窒息。媽媽和爸爸都嚇了一大跳，放棄用添加維他命的牛奶灌我了。但是，我要他們知道妨礙嬰兒自由會招致什麼樣的結果。

厭乳　重視嬰兒的個性

天氣漸漸地暖和了。氣溫高時嬰兒很容易出汗，因此，喉嚨也變得乾渴。媽媽沖泡的牛奶對我而言太濃了。她是按照標準來沖泡的，但其實每個人的口味各不相同，並不見得每個人的口味都重。像我就喜歡清淡的味道。

我希望牛奶沖淡一點，而且多喝一點開水，但是，媽媽卻傻愣愣地依照廣告上所指示的濃淡替我泡牛奶，也許媽媽認為牛奶太淡會造成營養不良。而育兒指導的護士也令人不敢恭維，他們只依嬰兒的月齡，就千篇一律地規定奶粉濃度及份量。

所謂社會的進步是要能夠正視人的個性與權利，個性可以說是人的一部份，沒有人有權利能夠擅自規定三個月的嬰兒的飲食量。做母親的應該視嬰兒的個性與需要，試著調配屬於自己嬰兒的濃度與份量才對。

這是因為無法針對每個嬰兒作個人指導，才根據月齡機械性地以算術的數值規定嬰兒的牛奶份量及濃度。

當媽媽帶我到衛生所健診時，還有一件令我頭痛的事。那是在大廳裏聽其他媽媽們的「謠傳」。

在大廳裏最能言善道的，一定是那些肥胖兒或食量如牛的嬰兒的父母。這種人如果只說自己的孩子長得好也就罷了，卻擔心別人不服輸，而無法滿足其吹噓的慾望，所以，他們都不直接說自己的孩子發育的很好。

「我的孩子比標準體重多兩公斤。」

「這孩子吃完一瓶牛奶還嫌不夠。」

個性懦弱而善良的母親，一聽到這些具體的數字就招架不住了。因為她們有一個錯誤的觀念，以為長得高大的孩子，牛奶喝得多的孩子才是健康寶寶。

昨天健康檢查時，不幸地隔壁恰好坐著一個胖娃娃，所以，今天我又被迫喝那調得過濃的牛奶。

由於前次有過被猛灌添加有綜合維他命牛奶的事件，我決定絕食抗議。爸爸和媽媽忘了自己猛灌牛奶的暴行，也沒有察覺到沖泡了過濃的牛奶，卻只對我的厭奶症大驚小怪。

火車　不要打毛線

今天爸爸休假，全家決定到鄉下的奶奶家去。才九點左右，從社區開往火車站的巴士站前已經大排長龍。排隊等車時我望著社區住宅。整齊畫一的公寓，家家戶戶的構造及顏色都一樣。

在同樣的坪數裏有相同的格局與傢俱，住在裏面的人昨天晚上也許餐桌上都有超級市場大特價的雞腿，晚上也欣賞著同樣的電視綜藝節目，而今天大家爭先恐後地想從這裡脫逃出去，也許是想從一成不變的生活方式中尋求解脫。

到了火車站也是人潮洶湧。當火車進站時，人們彷彿一股洪流般地往入口擠。我雖然被爸爸抱著，卻有好幾次幾乎從爸爸手上摔下來。好不容易擠進火車內，看到眼前有一個空位。爸爸正想過去坐時，有一個八歲左右的男孩，一臉不悅地說：「這裏不能坐。」

當爸爸把伸出去的一腳抽回來時，一名打扮入時的婦人趁機坐了下去。原來男孩是替媽媽佔位子的。如果這是所謂的「孝順」，那麼，「孝順」只不過是少數人枉顧眾人利益，自私自利行為的藉口罷了。

幸好到了下一站時，坐在前面的人下車，媽媽抱著我坐了下來。正高興有座位坐時，沒想到又碰到了另一個災難。

站在我前面一位上班族模樣的中年男子，不停地咳嗽。由於正面對著我，咳嗽出來的氣全衝到我的臉上。如果這個人感冒了，我鐵定吸進感冒的病源體了。若是患有結核病，結核病的黴菌就傳染到我的體內。在別人面前咳嗽時，為什麼不能留意用手帕掩住口鼻呢？

媽媽也注意到了，於是把我抱到另一邊儘量將臉部避開那個中年男子，但是，這一點防範措施一點也沒用。如果那個人不在下一站下車，媽媽可能要站起來到別的地方去。

但是，不幸的事接二連三地發生。到了第二站一名年輕的太太看到媽媽旁邊的空位，立刻趕緊搶著坐下，同時從她的皮袋內拿出毛線編織了起來。那名婦人好像一點時間也不肯浪費似地，靈巧的雙手迅速地打著毛線。

看到那兩根快速揮舞著的棒針，令我覺得恐怖極了，如果火車緊急煞車，棒針也許就會刺到我的眼睛。我自衛地號淘大哭起來，幸好下一站就到目的地，爸爸和媽媽趕緊下車了。

祖母　過度溺愛

雖然在火車上驚險萬分，但終於平安無事到達祖母的家。祖母是爸爸的媽媽，祖母家裏還有伯父、母，以及他們的一對兒女。大女兒叫小惠，今年四歲，她的弟弟小明則比我早五個月出生，現在是八個月大的嬰兒。

祖母看到我長大了覺得非常高興，從媽媽手上接過我後就一直抱著。祖母養育過好幾個嬰兒，不論是抱孩子或哄孩子都非常熟練而且有一套，被祖母抱著時感覺非常舒服。因此，當我被放到床上時就立刻哭泣起來了，一哭祖母就又趕緊抱我。

在家裏時，媽媽並不那麼輕易地抱我，再怎麼號淘痛哭也無濟於事，所以，在家裏我反而不怎麼哭。

在這裡我又意外地經歷到生平第一次的經驗。有人打了我的頭，她是小惠。當我被祖母抱著坐在膝蓋上逗笑時，小惠突然跑過來用力打了我的頭。當然，我立刻哇哇大哭。

祖母用力打了小惠的手，並且說：

「又不乖了，昨天不是跟妳說不可以這樣嗎？」

接著換小惠哭了，緊緊地抓住祖母。祖母把我還給媽媽而抱起了小惠。

「真不乖！真不乖！」祖母說著就抱小惠到門口去了。

祖母不停地向媽媽道歉。

「真對不起啊！小惠是在嫉妒。當我或她的祖母抱小明時，她就會生氣地打小明。」

並不是每個孩子都會對自己的弟妹產生嫉妒。只有具強烈佔有慾的孩子才會有嫉妒的現象。

譬如社區家的隔壁有一位四歲的姊姊和滿週歲的小孩，那位姊姊從來就不會嫉妒自己的弟弟，不但如此，還非常疼愛自己的弟弟。這位小姊姊很喜歡洋娃娃，常看她抱著洋娃娃玩。在她弟弟還未出生之前，這位小姊姊就已經養成了疼愛自己以外的人、事、物的習慣了。

但是，小惠在小明出生前，是家裏的嬌寵兒，尤其祖母對她非常溺愛，因此，在她的腦海裏可能只想著如何博得他的歡心。由於家人的過度溺愛，也造成了小惠失去喜歡他人的喜悅了。

百貨公司和電影院——一點也不好玩——

昨天我們住在祖母家，爸爸和媽媽決定在奶奶家再多待一天。今天爸爸和媽媽因為要替我買一些日用品，於是帶著我上街去。

我第一次看到所謂的百貨公司，它好像怪物一樣張著口不停地吸收人潮，而進去的人並不見得都會買東西。有的人似乎因為在家裏看多了老舊的東西，想藉著百貨公司內新穎光潔的物品來恢復其眼睛的疲勞。爸爸和媽媽打算替我買居家用的毛衣、內衣、哺乳瓶、便桶以及玩具。

但是，這些東西的販賣部互不相同，必須上上下下電梯好幾趟。每次上下電梯時，就碰到一位小姐非常客氣地向我們敬禮。如果百貨公司的高級主管如此地虐待這些小姐而認為是對顧客的服務，倒不如設立一個嬰兒用品專櫃，把嬰兒的必需品集合在一處，才真的能帶給顧客便利。

我們嬰兒並不想和其他人一樣在百貨公司裏閒逛。我們巴望著早一點逃開這種人多吵雜、空氣又不新鮮的地方。

叫一些年輕的小姐面帶笑容地敬禮，並不是真正的服務。倒不如聘請一些有養兒育女經驗的誠實中年婦人，根據顧客的需要及其家庭情況，在嬰兒用品專櫃裏替年輕的媽媽作選擇建議反而比較實在。

買完東西後，爸爸和媽媽抱著我離開百貨公司。我們又來到一處巴士站等車，似乎是要去郊外，但是，每輛巴士都擠得像沙丁魚似的，根本沒辦法上車。等著等著我就睡著了。

醒來時竟然發現自己的週遭一片漆黑。爸爸雖然抱著我卻不像以前那樣地看著我，也不哄我玩。爸爸的眼睛專注地盯著遠方的某處。而媽媽雖然坐在爸爸旁邊，卻也和爸爸一樣仔細地看著什麼似的。

前面的牆壁上有燈光照射著，裏面紅紅綠綠的圖畫還會移動。其中的人也顯得特別大。我不知道到底是怎麼回事，那些圖畫好像會說話，發出極大的聲音，在這間昏暗的建築物裡振耳欲聾。

由於換氣不佳，使得喉嚨覺得疼痛，也許是因為這個疼痛而醒來。

就在我前面位置的四歲左右男孩，坐在他的爸爸和媽媽中間，看前面活動的圖畫。這個孩子手捧著水果盒，舔食糖果似乎是他的工作。畫面上男人和女人不知在做什麼，前面的男孩對他的爸爸說：

「怎麼可以那樣咬人家。」

我害怕地哭起來。周圍的人都噓聲制止我。媽媽抱著我穿過走廊趕緊走出電影院。我不喜歡這麼令人恐怖的地方，一直哭個不停。

喉嚨生痰　必須鍛鍊身體

到祖母家玩一趟，結果損失慘重。

回家後的隔天，我就開始又流鼻水又咳嗽，必須接受醫生「照顧」。罪魁禍首大概是火車上那個咳嗽的中年男子，再加上百貨公司的人多吵雜，電影院內的空氣污染，嚴重地傷害了我的喉嚨和鼻子。

不過，追根究底應該是爸爸和媽媽的過失。他們竟然帶才三個月大的嬰兒搭乘擠得沙丁魚似的火車，又到人潮擁擠的百貨公司以及電影院，真不曉得他們的腦筋是否有問題？

對於從小開始就習慣逛百貨公司或看電影的人，日常生活裏缺少了這些場所，對他們而言可能有被流放外島的感覺！

最理想的是，像我們這種密集的住宅區，應該有一個暫時照顧嬰兒的地方。只要找一些有褓母經驗的人，在社區事務所的二樓或某處，擺幾張床位來照顧嬰兒就行了。不過，在床與床之間，也許必須用透明的塑膠紙或什麼隔離起來，避免其中有人咳嗽而影響到其他嬰兒。同時，如果先餵飽嬰兒再去托兒，就可以讓別人連續照顧好幾個鐘頭。那麼，爸爸和媽媽就可以像情人一樣去看一場電影或逛逛百貨公司了。這對於夫婦之間的「精神衛生」也有其必要。

我所遭受的損害並不只是感冒而已。因為感冒使我的喉嚨深處發出氣喘樣的聲音。當然這只不過讓別人聽到我的呼吸聲，但實際上並不那麼痛苦。我最感到難過的是感冒最初的兩天，因為鼻塞沒辦法喝奶，身體虛弱了許多。

不過，感冒之後喉嚨深處發出的氣喘聲，雖然我並不以為意，但爸爸和媽媽卻非常擔心。其實診所的醫生也有過失之處，因為感冒而和這位醫生結緣，對方卻毫不客氣地打了我一針。而且可能是出於職業的倦怠感吧！一點也不在意我的哭泣和反抗。非但如此，還說我喉嚨深處所發出的聲音是嬰兒氣喘的症狀。

他還下了一道勒令，不准我洗澡也不准我外出，每天必須到診所打一針。真是莫名奇妙。我不但沒有發燒，情緒又好（只有打針時另當別論），奶也喝得多，為什麼把我當做是病人呢？本來只要洗澡，到戶外吸收新鮮空氣，鍛鍊身體，就可以使喉嚨內的積痰消除，而醫生卻搞成這種地步。

媽媽　忠實的觀察者

本來柔軟的頭頸部，已經可以直挺起來了。同時，可以自由地轉動頭部四處張望，雙手也能抓住東西。出生四個月之後竟然有這樣的進步。如果人生是依照這個比例進步，就太了不起了。

媽媽整整花了十天，才察覺到帶我去打針或不打針，喉嚨內如氣喘般的聲音並沒有多大的改變。但是，這十天的煎熬讓我一看到穿白衣服的人，就害怕地以為又要痛挨一針，全身顫抖地哭鬧不停，我簡直患了白色恐懼症。

不過，媽媽倒是第一個注意到我喉嚨內的氣喘聲並非疾病的人，不愧是我最忠實的觀察者。只要不讓我看到那個留著鬍鬚、穿白衣的「刺客」，我的心情可好得很。最近我也會發出聲音地笑了，而且食量增多，一瓶牛奶幾乎不夠，只不過美中不足的是，晚上睡覺及天亮的時候，喉嚨深處仍然還有氣喘般的呼吸聲，除此之外一切健康。

根據我的觀察，爸爸比媽媽粗心大意多了，他還看不出我健康的樣子。每次因為公司的應酬而晚歸時，看到我睡覺時喉嚨發出的氣喘聲就非常在意地說：

「這分明是喉嚨裏有痰嘛？」

爸爸那高亢的聲音似乎在責備媽媽的不是。這時候我也會被吵醒。回家後一發現我有「異狀」就責備媽媽，是爸爸慣用的伎倆。這是所謂的「先發制人」。在媽媽還未追究爸爸何以晚歸之前，爸爸就利用照顧嬰兒不週這一點來責備媽媽。剛開始媽媽都落入爸爸的圈套，隔天早上一定帶我去打針。

至於最粗心大意的莫過於那個留鬍鬚的怪人了。每次我到他的診所時，因為害怕而哇哇大哭。因此，在他眼裏根本沒有不哭的嬰兒。這麼一來無法分辨嬰兒是生病或健康。而因為不懂只好先打了一針，也許他認為打針至少不會造成傷害。

對嬰兒而言，母親是最忠實的觀察者。因此，像醫生並不是二十四小時觀察我的人，在診斷時應該仔細地向媽媽詢問我的生活狀態。而診所的醫生不但沒有詢問媽媽這些事情，還利用打針隨便塘塞，簡直無法無天。話雖如此，每次到診所時總有二、三十人等著看病，也許醫生連觀察的時間也沒有吧！

兒童公園 屬於嬰兒的時間

聽說因為隔天要出差而早歸，爸爸難得在太陽公公還在的時候回家了。當媽媽準備晚飯時，爸爸抱著我去散步。在我家附近裏很少看到嬰兒車，因為住宅蓋得太密，沒有停放嬰兒車或腳踏車的地方。

爸爸帶我去兒童公園，兒童公園可說是社區裏的傑作。有溜滑梯、盪鞦韆，還有花壇，哥哥和姊姊們個個玩得興高采烈。我最喜歡看哥哥、姊姊們遊戲了。所謂大人這個族群，臉上就沒有這種開朗的表情。

突然爸爸抱著我往旁邊跳開一公尺左右。原來是躲避迎面飛過來的一個球。如果爸爸不閃開，我的頭可能會被堅硬的球打得腦震盪，真謝謝爸爸。

每次爸爸向媽媽吹噓自己在學生時代是運動健將時，常被媽媽調侃說是四肢發達頭腦簡單。然而，今天卻表現了其運動所鍛鍊出來的敏銳運動神經。

雖然是兒童公園，像我這樣的嬰兒以及國中生都可以自由地進出，所以，兒童公園也是人多吵雜。雖然沒辦法將公園的利用時間規劃為屬於嬰兒、國小或國中的時間，但是，至少應該區分可以打球的時間及必須禁止的時間。

當爸爸抱著我坐在公園的板凳上時，一個五歲左右的小姊姊走了過來。大概是想哄我玩吧！這時候突然傳來一聲嚴厲斥責。

「不可以，不能去嬰兒的旁邊。」好像是這位姊姊的媽媽跑了過來，將小姊姊抱起來。

「真對不起，我的孩子有百日咳。我怕會傳染給你的小孩。」這個阿姨向爸爸如此說明之後，就走到另一邊去了。

回家後爸爸立刻對媽媽說：「剛才碰到一個了不起的人，為了怕自己孩子的百日咳傳染給別人，竟坦白地將自己孩子患上百日咳的事情說出來。」

媽媽瞪大了眼睛問：「是位太太吧？」

「是啊！」

媽媽的話裡，好像有點醋意。

但是，並沒有和爸爸鬧彆扭的意思。不過，我想有百日咳的孩子，只要大家協議讓他們帶上紅帽子或打個蝴蝶結，如此約定後就能預防其他孩子與他們接近了。

夜哭 夜間授乳

以往我的飲食習慣是，白天喝三次沖泡的牛奶，早上起床及睡覺前吃媽媽的奶水。但是，這二、三天的夜裏肚子卻餓得厲害。像前天深夜三點左右，媽媽替我換尿片時，本來都會立刻睡著的我，卻因為飢腸轆轆而哭了。

我哭泣是想告訴媽媽給我奶吃，但是，媽媽卻不餵我奶吃，只抱著我輕輕地搖晃著。看到我仍然哭泣不停，又輕聲地唱著搖籃曲。歌曲的旋律和搖晃身體的頻率非常協調，產生了神奇般的催眠效果，於是我餓著肚子睡著了。早上醒來時，爸爸和媽媽正在議論。

「為什麼不餵奶就讓他睡呢？」

「育兒書上說，不可以在半夜餵嬰兒吃奶。」

「為什麼半夜不行呢？」

「聽說這樣才可以讓嬰兒的胃腸休息，而且父母及孩子都可以熟睡。」

「是嗎？夜晚餵奶會使嬰兒的胃部因深夜作業而疲勞？那也許是吃得過多的關係吧！」

開什麼玩笑，我真的肚子很餓呀！為了改正爸爸和媽媽的認識不足，昨天晚上比前天哭得更厲害。爸爸不知發了什麼牢騷。不過，又在媽媽那伴有節奏的人體搖籃裏，雖然努力奮鬥了一個鐘頭左右，卻不自覺地又睡著了。

早上爸爸和媽媽又是一場爭論。

「想想辦法吧！吵得簡直睡不著。」

「我已經盡力而為了。我也想早一點改善它呀！」

「一定是肚子餓了。」

對了，爸爸！拜託您據理力爭哦！但是，這時卻意外地出現了一個大敵——是隔壁的太太。她在門口聽到爸爸和媽媽的爭論，趕緊前來替媽媽支援。

「不行不行，怎麼可以在半夜給嬰兒餵奶！嬰兒的生活規律最重要了。如果他認為哭了就有奶吃，以後會變得任性。我的孩子在他們小時候我從來沒有在半夜餵他們奶吃。」

這位太太的孩子一定是個胃袋特大，或具有伸縮彈性才能夠儲存多喝的奶水。可是憑什麼她就認定我的胃袋和他的孩子一樣？十人十樣每個人互不相同。深夜花十分鐘餵我奶吃，比花一個多鐘頭抱著我唱搖籃曲更能使我早點入睡而熟睡呀！

我夜哭的事件終於解決了。是大人們理性的勝利。

媽媽和隔壁的太太堅持深夜不能餵嬰兒吃奶。媽媽的根據是育兒書上的知識，而隔壁的太太是以自己的育兒經驗做範本。媽媽和隔壁的太太都認為只要嚴格地管教一定可以矯正夜哭的「惡習」。

不理爸爸的反對，媽媽在隔壁太太的支援之下，想盡了各種辦法讓我在夜晚哭泣時不吃奶也能入睡。媽媽也許以為夜晚尿尿是因為水份過多的緣故，而終止了沐浴後的果汁。改在上午讓我吃。

另外，又擔心也許是晚上的燈泡過亮，對眼睛造成刺激才讓我醒來，於是又把燈泡改成最小的。並且禁止爸爸在我醒來時發牢騷。

但是，即使限制水份，把電燈打暗，媽媽用最輕柔的聲音唱出另一首搖籃曲，仍然改不了我的夜哭。這些手段那能填飽我的肚子呢？

爸爸終於忍耐不住了。因為我夜晚的哭鬧，爸爸也睡眠不足。爸爸叫媽媽無論如何要帶我去給醫生檢查，於是媽媽又帶我到社區的診所。護士聽了媽媽的話後，立刻替我量體重。

這半個月裏我的體重增加情況比一般標準少了一點。

「好像奶水有點不夠哦！」

媽媽等不及爸爸回家似地，一看到爸爸就立刻告訴他體重的情形。

「我不是說過了嗎？一定是肚子餓才哭的。」爸爸神氣地說，「今天晚上若是又哭了就給他喝奶吧！」

「我試著把白天的牛奶泡濃一點。」但是，媽媽還不讓步。

對於這一點我也不讓步。白天媽媽泡得過濃的牛奶，我都沒喝完。因為我不想一次喝太多作為庫存，而且每次都喝得適量也比較舒服。

因為牛奶泡濃之後我仍然夜哭不停，爸爸已經忍耐不住了。不管育兒書上怎麼寫，半夜若不餵我吃奶，爸爸的體力已經支持不住了，所以，那天晚上爸爸自己起來抱著我硬塞到媽媽胸前。媽媽終於餵我吃奶。真是美味可口啊！我吃飽後覺得安心，於是才滿足地睡了。

不論育兒書上寫些什麼，如果自己的家庭無法實行，則一點效用也沒有。能夠符合自己家庭的生活狀況，並且嬰兒也健康活潑地成長，才是最好的育兒方法。

大熱天 牛奶泡涼一點

這陣子天氣非常炎熱，我家似乎不太適合夏天。因為通風不好。不知是否暑氣從頭頂滲透到體內的關係，總覺得全身懶洋洋。大概胃袋的機能也變得遲鈍了，一點也沒有飢餓感。

晚上的情況還好，白天卻總覺得牛奶一點也不好喝。由於天氣變熱了，媽媽為了預防霉菌跑入牛奶裏面，全部完全用熱消毒。泡牛奶時都用熱開水溶解，由於高溫會使維他命喪失，於是媽媽就再添加一些綜合維他命（這也是使牛奶變得難以入口的原因）。

因為汗流得多，我覺得非常口渴。常兩三下就喝完果汁。每次總是很想再多喝一點，但是，媽媽可能以為那樣會傷害我的胃腸，而從來不增加份量。

溫溫的牛奶總覺得帶有腥味。本來一次喝一七〇cc或一八〇cc，現在喝到一半就難以下口了。看到我的情形，爸媽慣有的不良習性又顯露出來了。在他們的腦海裏總把自己做錯的事，歸咎於嬰兒的不是。爸爸一回家媽媽就告狀。

「小寶不喝奶了，只喝平常的一半就不喝了。」

「好像精神不太好的樣子。那邊不舒服嗎？」爸爸抱起我說。

媽媽把體溫計放在我的腋下，量了體溫。沒有發燒。

「有腹瀉嗎？」

「沒有，和平常一樣。」

我深怕又被帶給醫生檢查，於是拼命地表現出一副健康的神態。看到爸爸的臉立刻裝出笑臉，每次爸爸看到這張笑臉就服輸了。果然不出所料。

「你最了解我了，你最了不起了，肯定爸爸的存在。肯定我的人就了不起，像那個不欣賞我的課長就是傻瓜。」

說著爸爸把我高高地抱起來，反反覆覆地說著同樣的話，又在房間裏繞轉三、四圈。媽媽為了明顯表示肯定爸爸的存在。拿出比平常大的杯子倒了啤酒給爸爸。請不要光只替爸爸服務啊，把我的牛奶也沖泡得像清水一樣地涼好嗎？

兒童樂園　賺錢主義

這個星期日是難得的大好天氣，上午媽媽把家事做完，下午我們一家三口就出去玩了。媽媽帶著沖泡好的牛奶放在手提袋裏。因為下午不能到太遠的地方去，所以，到附近的兒童樂園玩。

人山人海熱鬧非凡，多半是小孩子或情人模樣的男女有許多人以花壇為背景不停地拍照。爸爸抱著我向媽媽說明花壇中牡丹的種類時，突然從旁邊跑來一名帶著相機的男子，對著我們拍了照。然後悶聲不響地想要走開。

爸爸叫住那名男子說：「喂，怎麼隨便拍照呢？」

結果那名男子毫不客氣地回答說：

「什麼，拍個照也不行，這是藝術的自由。」

真是一點內涵也沒有的藝術家。媽媽拉著爸爸的衣袖，用表情叫爸爸算了。爸爸似乎也因為有我這個礙手礙腳的娃娃在，就不再追究了。我也覺得不高興，為了自己的利益而破壞他人的隱私生活，簡直是無理至極。

這年頭的成年人大概對他人的私生活太有興趣了！這或許也是以週刊雜誌為名的破壞隱私權的報導過度氾濫的緣故。

兒童樂園內有纜車、兒童坐的火車等有趣的東西。但是，每一種遊戲必須各自買票才能玩。到處可見孩子不停地央求著，而父母們想盡辦法拒絕，甚至慌亂地逃開的景象。

這似乎是教育孩子說世界上沒有比金錢更重要的了。同時，當孩子看到其他的父母爽快地掏錢包買票給他的孩子遊戲，而自己的父母卻顯得畏畏縮縮時，恐怕會降低孩子對父母的信賴感。

坐在板凳上休息時，喝了媽媽帶來的牛奶。但天氣太熱，我立刻又哭了起來。

因為爸爸和媽媽也口渴，所以馬上了解我的要求，但卻找不到嬰兒的飲用水。

爸爸和媽媽走進兒童樂園內的一家餐廳，想到那兒要一杯開水給我。先點了汽水，順便向老闆要了開水。

斷奶

•麻煩的斷奶食

送爸爸到公車站後的回家途中，碰到隔壁的太太。隔壁的太太挨近被抱在媽媽懷裏的我說：「幾個月了？」

「快滿六個月了。」

聽媽媽這樣回答後，隔壁太太的眼睛瞪得大如牛眼。當這位太太臉上出現這種表情時，我想對我一定沒有好事。

「嬰兒五個月大後就要斷奶了喔。你開始斷奶了嗎？我幾個小孩斷奶都很不順利。斷奶必須慎重進行，非常困難。」

又在危言聳聽了，為什麼這個太太那麼好為人師呢？或許她本人認為這是一番好意，但往往會把事情搞得不可收拾。這大概是所謂喜歡當老大性格的人。

「是怎麼不順利呢？」

媽媽立刻落入對方的圈套而擔心的問。

「結果引起消化不良，整整兩個月都在打針才治好，那個針筒可真大。」

隔壁的太太一臉嚴肅的表情好像在說天方夜譚似地，媽媽嚇得膽顫心驚。回到家後立刻拿出雜誌週刊上附錄的「育兒指南」，臨陣抱起佛腳。

但書上好像寫得非常困難的樣子，媽媽反反覆覆地讀了好幾遍。最後還發出聲音地朗讀。

「嗯，斷奶食有基本食、代替食以及變化食。所謂基本食是添加米、麥粉在牛奶內的食物；代替食則是蛋黃粥、麵包粥、小麥粥等的總稱；而變化食是在添加果汁或蛋黃的食品，基本食的料理法是⋯⋯。」

啊！光是聽這些頭就痛。難道斷奶真的這麼困難嗎？如果是因為不懂得這麼困難的料理法，才像隔壁太太那樣「失敗」，引起「消化不良」而致死的話，人類根本無法在地球上繁衍子孫長達這麼多世紀。

在非洲的內陸或北極的人，大家都在育兒過程中經歷過斷奶。如果他們也引起「消化不良」時該怎麼辦？像這些缺乏醫療設備的地方，是否就因為沒有注射大筒針而個個死翹翹！那麼世界上的二十多億人口又從那裡來。

●甜食派與鹹食派

媽媽似乎準備讓我吃斷奶食了，在月曆上寫著一堆數字。第一週好像是安排上午吃一次斷奶食，份量由十公克開始，每天遞增十公克。從第二週開始下午也要吃斷奶食。媽媽仔細地寫好一個月的斷奶計劃。

送爸爸出門後，媽媽一直待在廚房裏不知做什麼。大概是在碗櫃上擺著「育兒指南」，手裏拿著量杯和湯匙，兢兢業業地調理米粉和牛奶。不久來到我的床邊，一臉逗人高興的表情說：

「來，給你吃好吃的東西噢！」

然後用湯匙盛起黏稠稠的東西塞入我的口中。

大概是爸爸的遺傳吧！我是屬於鹹食派的類型。嬰兒和大人一樣有甜食派也有鹹食派。正如大人中有人食量如牛，有人則飯量小，嬰兒自然也不例外。不把嬰兒當人看是大人的不良習性。所以，我是鹹食派者一點也不稀奇。

但是，這一點卻得不到媽媽的理解，簡直令人欲哭無淚。難道父母不懂得孩子的心嗎？才五個月就碰到這種情形，以後可有得受了。媽媽替我做的牛奶粥，那黏稠又甜膩的味道簡直令人受不了。姑且不論米飯加牛奶做成的粥有多少營養價值，但就是不合我的口味。所以，我只吃了一口就搖頭不想再吃，媽媽意氣用事地想強迫我吃。但是，不管媽媽表現出多麼迷人的表情，那種黏稠稠又甜膩的軟食，我根本嚥不下口。

由於我頑強地抵抗，媽媽終於放棄了。然後讓我喝平常的牛奶，我才總算放了一顆心。當精神及肚皮同時獲得滿足時就想睡了。

午睡醒來時，看到媽媽站在眼前。接著又像剛才一樣用湯匙盛了一些斷奶食要給我吃。我的記憶力可好哩，不吃就是不吃。

傍晚又睡一覺後。爸爸一回家，媽媽把我一天的動靜一五一十地告訴了爸爸。爸爸把我抱在膝蓋上餵我吃飯。

「真了不起，你可真是意志堅強啊！」爸爸竟然這麼讚美我。然後盛一匙自己眼前的味噌湯給我喝。喜歡鹹食的我吃得津津有味，爸爸大聲地說：「小傢伙是鹹食派。」爸爸您說得一點也沒錯。

●隨機應變

媽媽並不輕易地相信爸爸認為我是鹹食派的說詞。因為媽媽不太相信有所謂的鹹食派，於是又開始調理「育兒指南」書上的代替食。將麵包撕碎放在牛奶內煮過後加糖的牛奶粥。

不行不行！我最討厭這種軟綿綿的食物。但是，媽媽又想再試一次看看，我只好再表現出堅強的拒絕態度。

這時來了一位稀客。那是嫁到鄉下農家的媽媽的大姊。媽媽的娘家是大家庭，這位大阿姨和媽媽之間還有四個兄弟。而這位大阿姨生育有六個孩子。

據說是參加旅行團遊覽，順道過來看看。

「什麼，這種像金庫的地方還可以住人啊！」

這位生育六名子女的女英雄最初說的是這句話，表示她有正確的判斷力和率直的表現方式。我非常喜歡這位大阿姨。

媽媽立刻向這位經驗老到的大姊尋求斷奶方面的援助。

「我已經不記得是從幾個月開始才給孩子進行斷奶了。不過孩子有的早，有的慢。當父母抱著孩子吃飯時，如果孩子顯出一副想吃的樣子就是適當的時機了。如果孩子不想吃，再怎麼勉強也沒有用的。有的人只喜歡吃米粥，但是等到長了牙齒就開始吃一般的米飯。也有的孩子喜歡吃麵條，至於米飯的菜餚，就取大人食物中比較柔軟的東西讓孩子吃。嬰兒還沒長牙齒時，吃的東西都大同小異，譬如蛋、豆腐或魚……。」

媽媽完全被擊敗了。但是，還做最後的掙扎。

「不過，你的時代好像已經過時了。現在可不一樣了，像這本書裏面寫著好多菜單。」

說著媽媽拿出育兒指南裏的菜單表給大阿姨看。大阿姨將那本書拿在手上，戴著老花眼鏡來回地翻閱著，突然大聲笑了起來。

「這本書是我家小孩現在就職的那家出版社出的嘛！不行啦，這種公司裏面都是未婚的男女，哪裏懂得真正的育兒知識。寫這份菜單的營養師也一定是單身漢，因為那家公司全是單身女郎。要是像我這種養育五、六個孩子的人，會做這麼囉嗦又麻煩的料理嗎？」

媽媽被三振出局了。

●以體重計為輔佐

大阿姨說她已不記得孩子的斷奶時期，有的早有的晚各不相同。斷奶這個語詞聽起來彷彿是要斷離奶汁，而改成一般人常食的米飯，事實卻不然，只是斷奶這個用語不太好，因為目的並不在於隔斷奶汁。而是要讓本來喝牛奶或母奶的嬰兒，嘗試進食其他的食品。所以，不應該使用斷奶這個語詞，如果使用添加食可能比較恰當。

大阿姨的做法是，根據嬰兒的體質與需要給予適當的添加食品，而沒有立刻斷奶。其實，也不需要那麼輕易地斷奶。只要嬰兒不討厭牛奶，終其一生也沒有「斷奶」的必要。

當然，如果喝母奶的嬰兒，毫無限制地給他母奶，可能會造成飲食時間的不規則，同時有時幼童為了想博得母親的愛撫而會吸吮著乳房不放，因為這種滿足感而彌補部份的空腹感，可能造成營養不良，因此，儘量在滿周歲之前改換牛奶餵哺。

至於完全喝牛奶的嬰兒，給其固形食的時期可依嬰兒的嗜好來決定。固形食的味道則依嬰兒的口味調配，鹹味派的嬰兒則多加點鹽，甜味派者就多加點甜味就行了。給予的份量剛開始不要過多，其後再視嬰兒的需要，要多少給多少也沒關係。添加食吃多之後，糞便會變軟而且次數會增加。但是，不可只憑糞便的狀態而判定嬰兒的健康情形，一定要看嬰兒本身。

如果嬰兒精神好，常面帶笑容，而且體重也順利地增加，即使糞便顯得柔軟而次數也增多不用擔心。

斷奶期最值得信賴的判官是正確的體重計，沒有體重計根本不必談斷奶的問題。

另外，斷乳期中最重要的是食器的消毒。替嬰兒料理斷奶食時，一定要注意容器的消毒，並且料理者的雙手必須洗淨。

有的人做斷奶食會把材料仔細地篩過，但是，如果沒將篩淨器及紗布做完全的消毒，建議不要這麼做。不如學這位大阿姨，取一點大人吃的滷味或湯汁給孩子吃反而比較安全。

斷乳食應儘可能地以現有的東西來做。如果特地料理斷奶食，反而會因為在意它精心製作的東西而強迫嬰兒進食。

第二章　周歲前後

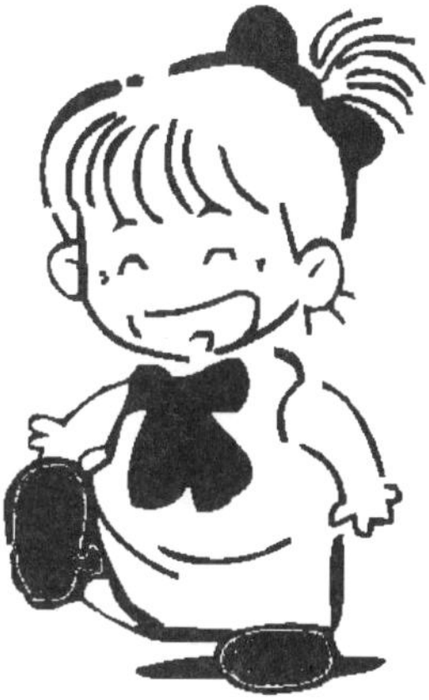

腸糾結症

•急性腹痛

昨天我剛好滿十一個月，媽媽特地為我慶祝了一下。但是，主角的我卻只不過多了一塊蛋糕，媽媽炸了幾塊比平常大的豬排，又給爸爸一瓶啤酒。

但是，今天早上我在肚子有如刀割般地疼痛醒過來。原來疼痛是這麼回事，這是有生以來第一次的體驗。我大聲地嚎哭尋求救兵，可是疼痛一點也無法消除，簡直快不能呼吸了。

「快點起來啊，你看小寶有點奇怪啊！」

聽到媽媽的聲音，爸爸睡眼惺忪的起來。

「臉色不太好啊！」

「大概是昨天給他喝了一點啤酒的關係吧！」

「不會吧！一定是你買回來的蛋糕上的奶油不好。」

我疼得幾乎快要失去知覺，後來覺得噁心，吐了一點。

爸爸和媽媽好像決定帶我去醫院檢查，可是在媽媽換衣服時，我的肚子突然不痛了。簡直不可思議地感覺非常舒服。我抬起頭來看著爸爸一笑。

「喂，你看，已經好了。我抱起來就沒事了。好吧！好吧！趕快睡。」

我又被放回床上。但媽媽仍不放心地跑過來盯視著我的臉。

「到底怎麼回事，小寶。可別嚇唬人啊！」

媽媽似乎還在擔心。但爸爸卻態度樂觀地說：

「也許是做了惡夢。」

不是做夢，是真的疼呀！我想要這麼說卻無法表達。突然，我又感到和剛才一樣的疼痛，我的雙腳往胸部緊縮過去，這樣才多少減輕了一點疼痛。但是，仍然忍不住地哭了。

「不太對勁，還是快去給醫生看吧！」

媽媽抱著我去診所，看到診所，我以為要打針，於是更用力地哭了起來。肚子的疼痛每隔十分鐘左右地發作，在家裡肚子不痛的時候還可以裝出笑臉，但是，到了診所就哭泣不停了。我只想趕快逃離這個鬼地方，看到我們來應診，護士說：

「醫生還有一個鐘頭才會來。」

●規則性的疼痛

聽說還要再等一個鐘頭，剎那間媽媽顯得不知如何是好。但是，立刻下定了決心。

「這附近還有其他的醫生嗎？」

「再前一個公車的停車站附近有一家外科醫院。」

這時候剛好看到公車來了，媽媽趕緊抱著我跑過去。

在公車上我的肚子又不疼了。但是，在反反覆覆好幾次劇烈疼痛的折磨下，我已經精疲力竭，坐在媽媽的膝蓋上昏昏欲睡。

當我醒來時人已經在外科醫院的診察室裏了，一位老先生坐在我的前面。對於沒有戴白口罩的人，我一點警戒心也沒有。看到那個爺爺的臉我笑了出來，爺爺也對著我笑。爺爺緩慢的帶著詢問的口吻問著媽媽：

「你是說突然的哭了起來，好像有哪個地方疼痛的哭聲，一會兒哭一會兒又不哭。如此反反覆覆是嗎？有沒有吐什麼東西？喔，聽說只吐了一些像唾液的東西。孩子半夜裏都沒吃什麼東西，當然也就吐不出什麼東西來了。有沒有發燒？大概沒有！他現在的身體一點也沒有發燒的現象。」

老爺爺帶著一副胸有成竹的表情對護士說：「準備照X光，從屁股給他塞一點鋇（barium）。」

我的肚子又疼痛了起來，老爺爺頻頻點頭地看著。媽媽擔心的問：

「醫生，到底是什麼疾病？」

「嗯，是腸跑到腸裏面了，這是腸糾結症。情況好的話，不需要動手術也可治癒，不過得先試試看。」

我被帶到一間暗房裏去。護士從屁股注射了一種涼涼的液體。

老爺爺一邊說著一邊按住我的腹部。我好像在照X光了，那時候肚子突然又不痛了。

「利用高壓浣腸，已經使腸回覆到原來的位置了。太太，幸虧你帶來的早。不需動手術就可以治療，如果症狀發生超過了三個鐘頭，可能就要動手術剖腹割腸，若經過二十四個鐘頭再有消化不良等症狀時，只怕即使動手術也治不好了。」

真是可怕極了，幸虧媽媽趕忙帶我來就醫，不然後果就不堪設想了。

●早期發現不用手術

我染患了嚴重的腸糾結症，卻不用動手術就痊癒了，這件事在社區裏變成了大新聞。當然，這應該得歸功於鄰居太太們的轉播。

受到這個消息影響最大的，似乎是這個社區醫院的醫生。如果早期發現是腸糾結症，利用高壓浣腸就能治癒，這一點對媽媽們特別關心。每當嬰兒突然哭泣時，媽媽們就以為是腸糾結症而立刻抱到診所檢查。

然而，嬰兒看到醫院都會覺得害怕，據說醫院的候診室都好像是合唱團的練習所，而要替那些哭鬧不停的嬰兒做診察的醫生，也顯得特別緊張。以前那一套用聽診器在胸口聽聽，打一針就叫人家回去的診察方式，似乎已經不再管用了。聽說現在都先浣腸檢查排泄物，這些消息之所以流傳到我家來，都是透過一些前來找媽媽的訪客。

有的太太帶孩子到醫院，因為孩子哭鬧不停而無法作詳細的檢查，不得已離開醫院時，發現孩子又突然神氣活現起來，於是有的太太就順道帶孩子到我家拜訪。不過，這些太太們都問同樣的事。

「請問，我的孩子也是突然哭起來，這和您家小孩當時的情況是否一樣？」

媽媽似乎也不知道怎麼回答。

「我也不是醫生。」

但是，媽媽為了不讓他們白跑一趟，就把從外科醫生那兒所聽來的有關腸糾結症的知識再重複一遍。

腸糾結症是四、五個月到一歲二、三個月左右的嬰兒常見的疾病，和季節並無直接關係。病情會突然地發作，嬰兒會突然的嚎哭，臉色變得蒼白。沒有發燒但身體卻會不舒服是這個疾病的特徵。

疼痛的間隔是十～十五分鐘，持續五、六分左右。跑進腸內的腸若沒有回復到原位，疼痛會反覆發生。若給嬰兒喝牛奶或開水會立刻吐出來。三、四個鐘頭後，腸子糾結的部位會出血，浣腸時可看到帶有血液的糞便。

以往每當媽媽高談闊論時，爸爸都會拍著雙手，調侃媽媽說：「老師辛苦了！」但是，由於這次的事件爸爸也安靜多了。爸爸也是深受這個事件影響的一人。

體重不足 旺盛的生命力

最近我開始會扶著走路了。抓著嬰兒床邊的小欄杆，在床內繞一圈已不足為奇了。昨天我抓著桌腳站立時，為了回應爸爸從後面傳來的呼叫聲，而鬆開了雙手，居然還能站立三秒左右。

「哇！小寶會自己站著了。」

爸爸彷彿發現新大陸似地，呼叫正在廚房洗碗的媽媽。不過，當媽媽拿著碗盤飛奔過來時我已經又跌在地上了。

性急的爸爸上個月為我買了雙新鞋子，放在鞋櫃最上層和他的外出鞋並排在一起。爸爸目前的希望是我能穿上鞋子和他一起去散步。而媽媽則擔心著當我可以自由走動之後，將會比現在更難照顧。

我深深地以自己比一般的小孩更健康為傲。我充滿著生活力，並且無時無刻地在嘗試自己的能力。譬如，弄翻飯桌上的醋瓶子，把咖啡瓶丟在地上弄碎等都是我在嘗試能力的試驗。而一想到我已經具備了這些能力，心中著實高興。

我對於自己所擁有的旺盛生命力，常覺得自滿。但是，今天卻遭受到無比的恥辱。下午和媽媽到衛生所做定期健康檢查，衛生所的護士量了我體重後對媽媽說：

「您的孩子十一個月了，十一個月的孩子如果沒有八、九公斤就太瘦了。您的孩子只八公斤，不讓他多吃一點可沒辦法變成健康寶寶喔！」

媽媽嚇一跳回答說：

「目前我都給他喝牛奶、土司一片、魚排一小塊、雞蛋一個半，還吃一點餅乾和米飯，這樣還不夠嗎？有時想給他再多一點，可是他就是不吃。」

「您應該多用點心，想辦法讓他多吃一點米粥。每天必須吃二碗而且一天要兩次。」

說完之後衛生所的護士拿起一本「斷奶指南」的小冊子給媽媽。然後不經意地看著大門而對媽媽說：

「您看看那個嬰兒。」

大門附近果然出現一個異樣的人物。

健康寶寶　肥胖並不是人生的目的

讓聚集在衛生所大廳內眾多媽媽們的眼光為之一亮而大步邁進來的是，被約有七十公斤噸位的婦人所抱著的胖娃娃。

「那個娃娃才滿周歲，聽說已經十五公斤了。」

媽媽旁邊的太太這麼說。

原來衛生所護士所說的健康寶寶就是他啊。的確長得肥胖，有兩個下巴，手臂及小腿都圓滾滾地帶著線條。那位媽媽讓這個肥娃娃坐在椅子上。他雖然可以坐，卻不會站著，扶力也不行，因為身體太重了。

衛生所護士又再次提醒媽媽：

「那個娃娃一天吃三次米粥、三碗奶。你必須像他媽媽那樣熱心地來餵你的孩子。」

我從來沒有感到如此的奇恥大辱，人生的目的並不是變成大胖子，人若不發揮其生命力是不行的。我之所以不長胖，是因為我不停活動的關係啊！

那個胖娃娃一定沒辦法鬆開手站住三秒鐘，也不會拿起黑醋瓶子丟在地上，他一定整天坐著張開嘴等人送東西給他吃。這樣好嗎？

但是，為什麼他就是健康寶寶而我不是呢？人的價值如果是以體重來判斷，那簡直愚蠢的可以了。

媽媽給我充分的營養，而我過份地活動消耗了該營養。結果，因為我活蹦亂跳體格就顯得苗條了。

十一個月的嬰兒其平均體重是八、九公斤，這應該是包括了像我這麼活蹦亂跳的孩子，以及那個缺乏生活力的肥胖兒，全部綜合起來的平均值。如果我只有一般嬰兒的生活力，卻達不到一般嬰兒的平均體重，可能就有問題。但是，我卻具有比一般嬰兒更旺盛的活動力，這一點正是我引以為傲的。

一點也不考慮我的優點，只因為體重沒有達到平均標準就認為我不及格，這到底怎麼回事呢？本來嬰兒的健康檢查，應該根據其活動力作為衡量健康的標準。如果只是問問嬰兒幾個月大，幾個月大的嬰兒必須有多少的體重，根本就不需要人來指導了。只要放一卷貼有嬰兒月齡號碼的CD來聽就好了嗎？

因為很多人都誤認為體重是嬰兒健康的衡量標準，體重不足就是營養不足，或發育有問題。於是使得孩子瘦小的媽媽都不敢帶孩子去健康檢查。還有一些父母反而以養肥胖兒為傲，真是奇怪。

討厭米粥——這也是性格

對於我不夠胖的原因，護士建議媽媽要多讓我斷奶食，而媽媽認為再怎麼餵我我也不吃，於是在彼此意見不合之下就結束了健康檢查。

有一天衛生所護士突然到我們家來了。

「今天到附近做家庭訪問，突然想到上一次的事情就順道過來了。」

由於我內心裏對她一點好感也沒有，但是，看到她熱心地特地前來，覺得非常過意不去。為了表示歡迎，我慢慢地爬向她站的地方去。

「哇，您的孩子真活潑，一點也不怕生。」

她把我抱起來。為了表現我的精力充沛，於是抓著她領口的鈕釦用力地拉扯。可能是鈕釦的縫線有點脫落，鈕釦竟然掉了下來。

「哎啊！寶寶，不可以喔！真對不起，我立刻幫您縫上。」

媽媽向護士表示抱歉，讓她脫下衣服幫她縫釦子。護士看到媽媽幫我準備的米粥放在桌上，就拿起米粥替我餵食。

「他只愛吃飯，今天我又試著再做一次米粥。」

護士看到媽媽聽從她的勸告，親手做斷奶食的事情顯得非常高興的樣子，她終於肯定媽媽的熱心了。

但是，我討厭吃稀飯。不管她帶著多麼和藹可親的笑臉餵我吃，這種軟綿綿的東西就是不喜歡。媽媽縫好了鈕釦之後，她還努力地餵我吃稀飯，結果還是白費心機。

「還是不行！不過今天這一趟是走對了。如果能親自拜訪，去了解每一位嬰兒的實際生活是最好的，但是，衛生所護士的人數太少了。一天要面對六、七十戶人家，的確太吃力了。」

不錯，並不是衛生所護士不好，只是沒有讓衛生所護士多餘的時間去了解嬰兒的生活罷了。

為什麼會這樣呢，對於媽媽的疑問護士回答說：

「護理人員好不容易對工作熟悉之後，結了婚因為要照顧自己的孩子，有些人乾脆就辭職不做。如果有為衛生所護士專設的托兒所，讓每個護士都能親自教育自己的孩子的經驗，將有助於對健康檢查時各種問題的處理了。」

火車旅行　無視嬰兒的存在

早上起來爸爸媽媽顯得慌慌張張的樣子。媽媽很難得地畫起了粧。平常爸爸都會帶我出去散步，今天卻仍然把我放在床裏。

為了讓大家把注意力集中在我的身上，我故意用力地搖晃著床邊的小欄杆，但是，誰也不理我。好吧！那麼看這一招有沒有效果，於是我把枕頭、被單全部扔到嬰兒床外，結果總算達到了效果。

「哎呀，小寶，乖一點。今天可是第一次要帶你出去旅行喔！」

爸爸說著，好不容易才把我抱起來。

「今天晚上我們要住飯店。住在一間可以看到大海的房間。好不好啊！」

媽媽換好了外出服，從爸爸手上接過了我，幫我擦乾淨了臉、手腳，換上了新衣裳。

一個鐘頭之後，我們搭上了火車。我時常搭巴士，已經有過好幾次乘客無視我們這些嬰兒的經驗了，但是，上了火車才知道火車上的情況更糟。

也許是星期六的關係，我們和一群公司的團體旅行者坐在一塊兒。男男女女大約有三十人，他們的舉止好像整個車廂是他們包下來一樣。每個男人都瞪著一雙鮮紅而迷茫的眼睛，大概是剛才喝進肚子裏的黃色液體的作用。

目中無人地囂張說話，有的人還站起來拿著酒瓶在車內搖搖晃晃。這麼個大人了走起路來還搖擺不穩，真是丟人現眼。不僅是男人，連女人也喝。其中有一名女人發起了瘋，抓住旁邊男人的胸口咆哮起來。

前去勸和的男人，大聲唱起了我從未聽過的歌曲，結果那對男女不再爭吵了，大家拍起手來大合唱。歌曲的內容我不清楚，不過似乎讓在坐的其他女性覺得非常難堪。

媽媽帶著一臉驚慌對爸爸說：

「所以啊，我最討厭喝酒了。」

那種黃色的液體的確和爸爸在家喝的啤酒非常類似。不過發作起來卻不一樣。爸爸喝完之後變得像善良的老百姓，這些人喝完卻像壞蛋一樣。其他的人想要享受愉快安靜地去旅行，他們如此囂張喧嘩到底像什麼話。

雖然嬰兒也會調皮搗蛋，但那只是在爸爸和媽媽的身邊而已，出外的時候多半非常乖巧。上次到動物園看到的猴子也是像他們那種臉孔，不過，卻沒有這麼不禮貌。我好害怕會被他們吃掉。

旅館　帶孩子是虐待

快三點時我們到達了海岸的旅館。的確，正如媽媽所說的，從房間裏可以看到大海。一進房間我就犯了大錯，當媽媽在換衣服時，我爬到桌上去把花瓶打翻了。因為看到花瓶上紅色的花非常美麗，想過去拿而已。

但是，這點芝麻蒜皮的小事，卻讓我在旅館服務生面前被媽媽痛罵一頓，我一點也不明白，我只不過喜歡那朵紅花而已，為什麼媽媽那麼生氣呢？

爸爸和媽媽也許認為把我放在房間裏可能又會觸犯大錯，帶著我一起去海邊。在這裏赤裸著雙腳，牽住爸爸的手在沙灘上作步行練習。我第一次感到離家後的喜悅，但是，這只不過是曇花一現，當我打了一個噴嚏，爸爸和媽媽就慌張地把我抱著回原來的房間了。

這時候旅館的經理前來商量說能否換間房間。他和爸爸對談許久，後來我們就搬到二樓的房間去。媽媽顯得非常不愉快。

「帶孩子的人都被虐待了。你真是懦弱。」

「那麼，你可以忍受隔壁房間的大聲喧嘩嗎？」

媽媽似乎無言以對。

晚餐時又碰到了麻煩。沒有一樣是我可以吃的。生魚片、牛排、海藻。都是我沒吃過，或沒辦法吃的東西。媽媽雖然帶了奶粉來，卻沒有帶開水，好不容易向服務生要到開水，媽媽在廁所裡洗奶瓶沖牛奶。

大人們已經忘了世界上除了他們之外還有許多的嬰兒。在火車上也有缺乏開水的煩惱。

火車中應該設計一節專屬嬰兒的車箱，有沖泡牛奶的琉理台，還有可讓嬰兒睡覺的搖籃之類的東西。旅行對嬰兒而言是多麼地疲憊，可是大人們似乎一點也不瞭解。

晚餐後和媽媽一起洗澡。泡在浴缸裡，我像在家裡洗澡時一樣，伸手去觸摸澡盆內其中的一個水龍頭，霎那間卻讓我痛得跳了起來，原來那是熱水的出口。我嚎啕大哭，回到房間後立刻睡著了。

但是，到了半夜又被吵醒了，因為樓下傳來和火車上一樣的大合唱聲，而隨著合唱手舞足蹈的震動聲似乎使得樓上搖晃欲墜。

誤食硬幣　媽媽伶俐的手腳

隔天早上吃完早餐我們立刻離開了旅館。爸爸和媽媽原本想在可以看到大海的房間內渡過美好週末的夢想已經化為烏有。我們三人由於睡眠不足而睡眼惺忪，一邊打著呵欠在旅館前搭上了巴士。

結束了渡假的美夢，聽爸媽說今天我們還要趕去參加叔叔的結婚典禮。

坐上巴士後爸爸說：

「旅館真不是可帶孩子去的地方。」

「即使我和你倆個人單獨去也不行啊！吵得簡直就無法入睡。」

「也許最適合團體旅行去那裡胡鬧吧！」

「這真叫人傷腦筋！像現在我們一家人想出外旅行，說不定還真的無處可去。」

搭了三個鐘頭的巴士對我的確受不了。而這過程中不能吃東西是最傷腦筋。但是，到了叔叔的家後，喝了一杯牛奶就整個人精神起來了。

讓出了一個房間給我們休息，所有的親戚都聚集在客廳裡。

在如此人多吵雜而手忙腳亂的時候，我又出了一件紕漏。在我跟前跑出了一個閃閃發亮的圓形物體，我想起從前爸爸給我過用銀紙包著的巧克力，於是立刻把它塞進口內，想要吞下去卻嚥不下口。

這時，耳邊傳來震耳欲聾的聲音，媽媽飛奔似地跑過來，突然抓住我的雙腳，把我倒立地反覆上下的搖晃。我嚇了一跳大聲哭泣的同時，哽在喉嚨的銀色物體隨即應聲掉了下來。

「什麼！誤吞錢幣了嗎？」

大家趕緊圍了過來。

「還好妳發現的早。」

「不過，也真虧妳這麼大膽，把他抓著倒立起來。」

我雖然佩服媽媽的手腳伶俐，但是，因為媽媽的動作過度粗魯，令我害怕地哭泣不停。大家一致認為帶調皮搗蛋的孩子參加婚禮並不適合，於是我就被一位老奶奶揹在背上。可能是長途旅行的疲憊，我立刻呼呼大睡。

不知過了幾個鐘頭後我又醒了過來，在客廳裡大人們又拍著手大聲的合唱，簡直到哪個地方都有宴會似地。

夜　哭

・拿爸爸做伴

旅行回來後，夜晚我都睡不安寧。像前天晚上剛睡不久，就彷彿聽到在那海岸旅館中所聽到的震耳欲聾的大合唱。男男女女各個臉頰通紅，一邊狂舞，一邊走過來要戲弄我的臉一樣。心裡一害怕不覺地大聲哭叫，才發覺自己一個人睡在床上。但是，總覺得好像還有什麼人要過來似地，害怕得不停哭泣。

「怎麼了，哭得這麼厲害？」

媽媽因為上一次腸糾結症的餘悸猶存，一聽到哭聲就跑過來。然後撫摸我的額頭和她自己的額頭，比較看看有沒有發燒。接著再看看尿片是否濕了，但是，我仍然哭泣不停。於是她就將我抱了起來，這樣我才覺得安心。原來那些醉漢的惡形惡狀只是作夢的情景。

媽媽見我安靜下來後，想要將我放回床上。但由於我害怕一個人獨處，於是又哭了起來。這時候爸爸也起來了。

「怎麼回事，是哪個地方不舒服嗎？」

由於上次的教訓，爸爸的態度變得非常謹慎。

「乖，乖！小寶。不要哭了，你看看這個。」

爸爸這麼說著，拿起我的塑膠球往頭頂上拋，再用額頭接住，如此反覆數次地做著，好像踢毽子一樣。

我覺得非常有趣，於是停止了哭泣而發出了響亮的笑聲。

「沒問題的！會發出聲音來笑就不是生病了。」

我完全清醒了。因為想和爸爸玩，於是向爸爸伸出雙手表示要讓他抱我。接下來便和爸爸玩了一個多鐘頭。

昨天晚上到了同樣的時刻，又覺得似乎有一群醉漢又要向我衝撞過來，而害怕地哭了起來，這時候醉漢突然變成了媽媽。因為我想和爸爸玩，一直哭著等爸爸醒來，爸爸顯得心不甘情不願，但是仍然起來和我玩。

「我已經受不了了。每天晚上都這樣可會累壞呀！一定有什麼疾病，今天無論如何都要帶他去看醫生。」爸爸說。

早上爸爸睡了個大懶覺，飯也沒吃就忽忽去上班了。

媽媽帶我到附近診所。我認為這裡是世界上最恐怖的地方，看到路口就哭了起來。當醫生聽媽媽的解說時，我耍起性子極力反抗而哭鬧不停。醫生聽了一會兒，手腳伶俐地打開我的胸膛用聽診器按壓了兩三處後說：「這是夜驚症！」

「夜驚症？」媽媽聽不懂是什麼意思，再問醫生。

「是夜晚吃驚症啊！這是神經質的一種症狀。必須讓嬰兒的精神保持安定。我開一些藥讓他吃。」

當媽媽把我抱出診所後，我立刻顯出了活力。回到家裡被放在地板時，立刻抓起放在地板上的報紙，把它一張張地撕破，那種破裂聲聽來真令人愉快。

媽媽露出一副要大聲痛罵我的表情，但是，卻沒有採取行動就進廚房了。可是立刻又回來。

「來，小寶！給你好甜好甜的砂糖。」

說著用湯匙沾點白色粉末讓我舔嚐，的確有砂糖的味道。我張大了嘴把湯匙一口含住。但是，原來這是騙局，砂糖的甜味一過之後，舌頭上感到一陣令人噁心的味道。我全部吐了出來，媽媽一臉失望的表情。

大約兩個鐘頭之後，媽媽拿出蘋果泥給我當點心。我最喜歡蘋果，立刻跑過去吃了一口。但是，這又是個騙局。又嚐到那種討厭的味道，我又把它吐出來。到了傍晚爸爸回來了。

「醫生說是夜驚症。」

「夜驚症？是半夜裡會發狂的病。」

「不是啦，是一種神經質。就是精神不安定啊！」

「拿了藥嗎？」

「拿是拿了可是小寶卻一點也不吃。」

「好吧，我來讓他吃。」

晚飯後爸爸把我抱在膝蓋上，媽媽又拿蘋果泥過來。我立刻看穿這一定又是騙局。

「來，小寶，很好吃喔！」

爸爸說著把湯匙遞到我的嘴邊，我斷然地緊閉住口。爸爸裝出一副很好吃的樣子，我才不上這個當。如果想吃您就吃吧！讓你自己的精神保持安定，我可不吃這一套。

當爸爸知道我再怎麼也不吃時，突然壓住我的手臂，把滲雜藥的蘋果泥硬塞進我的口中。竟然使用這種暴力行為，嬰兒是不允許暴力的。我盡可能地反抗。

「不行啊，這樣硬塞也沒用！」

●長智慧的證據

「醫生，這孩子怎麼不吃藥呀！」媽媽傷透了腦筋只好找醫生商量。

「不吃藥就不會好。那麼就給他打針吧！」

媽媽很清楚我怕打針，不過，想到藉此能夠解決夜哭的煩惱，也得一試，於是把我交給護士。我揮舞著手腳使勁地哭著，但是，醫生輕易地制住了我，腳上有如火燒似地挨了一針。

媽媽哄著我離開診所，真是感慨萬千。深愛我的媽媽，也是我所喜愛的媽媽，為什麼會漠不作聲地任由他人對我施加暴力，而爸爸竟然硬塞討厭味道的東西到我口中。

我決定不再相信大人了。我必須以自己的力量保護自己的身體。從此之後，對於別人給的所有食物則一概採取警戒心。

午餐時我只喝了牛奶，牛奶味道的確不變，讓我能放心喝了下去。除此之外的食物，我一概不吃。那支盛著討厭味道的東西，硬塞進我口中的湯匙所盛食物，更是敬而遠之。

媽媽看到我只喝牛奶而不吃其他東西的情形，開始覺得擔心，別具用心地做了許多點心給我，但是，只要那支湯匙盛出來的東西我滴口不沾。

爸爸回來了。

「今天又去看醫生了嗎？」

「有，今天還打了針。」

「那太好了。」

說什麼好，那是暴力行為呀！到了晚上，我夢中所出現的已經不再是醉漢，而是醫生。有好幾十個穿著白外套的醫生，一邊合唱著一邊拿著注射器往我身上突襲而來，我又哭了。

媽媽來了，我被抱在媽媽懷裡睡著了。早上，聽到爸爸的聲音而醒來。

「打針還是比較有效，今天再去打一針，也許今天晚上就不會再哭了。」

說什麼話，簡直無可救藥。嬰兒到了十個月或十一個月時，總會因為作夢而哭泣的呀！作夢是沒辦法的事，它可是智慧成長的證據。無法熟睡是因為白天運動不足。而我之所以晚上會起來遊戲，並不是我的創意。是爸爸上一回耍了把戲之後，我有樣學樣而已。

學習大小便　反抗期

我學會解大小便，是媽媽引以為傲的一件事。大概是六個月左右的時候，我每天早上喝完奶之後一定會排泄，媽媽趁這個時候帶我去廁所，抱著我讓我排泄。我也非常自然地在那個時候就排泄了。

但是，最近我開始反抗那種規律了。

當媽媽帶我去廁所，抱著我發出誘導的聲音時，我立刻大聲嚎哭而蠻橫抵抗。但是，媽媽並不因此而死心，我也不服輸。而當媽媽放棄強迫我上廁所把我帶回房間時，我卻排泄了出來。

這似乎嚴重傷害了媽媽的感情。如此持續二、三天之後，媽媽發出了我從未聽過的聲音，用力地打在我的屁股上。疼痛的感覺倒還其次，媽媽那種毫無理解的態度，實在令我感到悲傷而哭泣。

我已經長大了。卻被人抓住雙腳，強迫做出彎腰駝背的姿勢令我覺得難受。而且廁所有點陰暗，令人覺得陰森恐怖。所以，怎麼也排泄不出來。從廁所出來，回到房間時，心裡會大大地覺得輕鬆。是一種獲得解放的情緒，由於心情變得輕鬆，使得原本緊張的肌肉鬆弛而排泄了出來。其實，根本不是有意向媽媽搗蛋的。

從五、六天前開始，媽媽已經不再帶我去廁所了。不過倒買來了一個新穎的坐式便器，讓我坐在那上面排泄。這倒是個好點子，便器上有一個馬頭，我抓住馬耳的把手可以一個人乘在上面。這個便器解救了媽媽和我。

但好景不常。昨天，不經意地坐在便器時，碰觸到我肌膚的木質馬桶外圍，顯得意外地冰冷。我不由得顫起抖來。不坐了，我又哭著「反抗」。

媽媽立刻看穿我是討厭冰冷，以後就在木質框上墊上柔軟的紙張。但是，一旦覺得不喜歡時，那種印象特別深刻，一看到它就反射似地想要排斥。這是所謂的直覺反應吧！

我不坐便器的事情，似乎令媽媽非常傷心。爸爸一踏進家門，媽媽立刻告狀說：

「小寶已經進入反抗期了，對我所作的每一件事都反抗。現在就這樣，將來怎麼得了。」

爸爸也露出一副擔心的樣子。哎呀！為什麼這麼大驚小怪呢？這只不過是平凡的生理學的事實。

凍傷　過緊的襪子

這兩三天突然冷了起來。我的腳趾頭癢得不得了。尤其晚上躺在床上時，騷癢感更加劇烈。因為癢得受不了，簡直無法入睡。平常只要喝下一瓶牛奶，就心滿意足地想睡，但是，腳癢得讓我不停地晃動雙腳。我哭著告訴媽媽我的腳好癢，媽媽卻一無所覺。

「媽媽就在這裡喔！」

媽媽在離我不遠的地方邊打著了毛線一邊哄我。

「夜哭症不管它自然就好了，晚上哭泣也不要管它。我們就是管得太多了。」爸爸眼睛盯著報紙說。

這樣的晚上持續了兩晚之後，到今天早上媽媽總算察覺到了。

「哎呀！小寶的腳腫起來了，有點變紅。是凍傷了。」

終於察覺到了，但是，他們還不清楚這就是我晚上哭泣原因。

「凍傷要擦什麼藥好呢？」媽媽問爸爸。

「叫什麼藥啊，到藥局去問問吧！」

送爸爸出門，洗完碗筷之後，媽媽就抱著我到藥局去買藥。

「凍傷的藥什麼較好呢？」

在藥局伯伯站立的地方，擺著一個玻璃櫃，上面有六、七種藥品。這位伯伯逢人就推銷某特定藥廠的製品。陳列櫃雖然擺著各式各樣的藥品，為的只是要顯示其貨品齊全，最後一定會以便宜為藉口，向顧客推銷某藥廠的製品。

「這個比較便宜啦！」

不出所料，又是那家藥廠的藥。媽媽買回家後立刻塗抹在我的腳上。我忍不住地笑了起來，不僅是癢而已還覺得有點好笑。

並不是什麼病都需要塗藥呀，媽媽！凍傷是因為腳部血液循環不良所造成的，如果不從促進血液循環著手，擦什麼藥也沒有用。

請從腳趾往膝蓋的方向仔細地替我按摩吧！在洗澡時也請幫我按摩一下。

然後最想拜託您的是，這雙襪子。襪子口的鬆緊帶太緊了，因為綁得過緊，才造成血液循環不良啊。賣襪子公司的老闆，替我們想想辦法吧！

暖爐　預防燙傷

「小寶的腳會凍傷，這是因為房間裡太冷了。應該裝暖氣了。」

當爸爸吃晚飯喝著茶時，媽媽就問了起來。

「嗯！」

「去年只有我們兩個人，那時候買的瓦斯暖爐還用得著，但是今年有了小寶。」

「你是說太危險了嗎？」

「總覺得有點不放心。去年這個社區裡就有兩家因為瓦斯中毒，而全家人都喪命。」

「這個社區什麼都不好，就是門戶關得過緊了，一使用火爐頭就疼。」

「是啊，小寶現在手腳靈活得很，一碰到暖爐上的塑膠瓦斯管一定會用手去拉扯。」

「睡在嬰兒床上，醒來的時候有你在他旁邊，應該沒問題吧！」

「那個嬰兒床也不太中用了，我想不久他就會越過那個柵欄。到時候只有讓他下來和我們一起睡。如果半夜醒來調皮地去抓瓦斯管，我們一家就完蛋了。」

「別嚇唬人啊！在瓦斯暖爐外圍做一道柵欄，這樣可以預防燙傷。然後在瓦斯開關的地方，用鐵絲將瓦斯捲起。」

「就這麼辦！柵欄的高度一定要比小寶的身高高，我非常害怕燙傷。記不記得在我們老家隔壁的小女孩，聽說爬著爬著不小心掉進了炕爐裡，臉上留下了非常嚴重的燙痕。」

「在炕爐外圍圍一個大的柵欄就好了！利用組合式的柵欄，當天氣暖和不需使用時，再用車子載到田裡去，在田邊將它組合起來，把孩子放在裡面又可以預防孩子跌到河溝裡。」

「不過，我們不需要用那麼大的，我們家裡已經窄得沒啥空間了。」

「當然，要我這個外行木工每個星期日做一天，等到做好時櫻花都開了。」

真是一團和氣，平常都像這樣就好了。但是，常為這些無聊的事就起爭執。爭執或許也是一種愛情的表現。像今天眼看著彼此意見相通反而覺得有點無聊。爸爸打起了呵欠，媽媽一邊餵我喝奶一邊問爸爸說：

「今天晚上有什麼好看的電視節目嗎？」

預防接種　白色的恐怖

下午媽媽抱我去衛生所，這個地方我不太喜歡。因為只要看到穿白色外套的男人、護士一定沒什麼好事。說不定那時候又被抓著打一針。但是，衛生所和診所不一樣，多半只是做一些健康檢查，這倒叫我放心多了。

但是，今天的情況有點奇怪。連大廳裡都有消毒藥水的味道。和我一起來的幾個嬰兒中，有的已經哇哇大哭了。坐在旁邊的阿姨抱著的小女孩，拼命地掙扎著手腳想要逃脫。那個阿姨拿出玩具來哄她，但是，小女孩仍然非常執拗地用手撥開玩具不停地哭著。

「真傷腦筋，因為她已經知道要做什麼事了。倒是您的孩子顯得乖巧。」

阿姨和媽媽聊了起來。

「哪裡，如果到了診所可不輸您的千金呢！」

這是理所當然的啊！

身體受到傷害那能悶聲不響，嬰兒也有基本人權啊！大人們的遲鈍真是令人氣絕。他們認為嬰兒到衛生所只會哭鬧而已。

阿姨又對媽媽說：

「不過，預防針好像打得太多了！今天是種牛痘。之後接著還要打三次的百日咳，然後是白喉預防針三次，打完了還要做結核菌素測驗，再打BCG。難道不能少打一點嗎？」

簡直說中了我的心事，這一點大人們應該早一點留意到才對。身體健康毫無病痛的嬰兒，打了這麼多預防針當然會產生恐懼。以後一旦看到穿白色外套的男人就會害怕。

輪到我被叫進診查室了，果然不出所料，將有事要發生了。手上拿著針筒戴著口罩的醫生站在那裡，我使勁地抓著媽媽求救，但一點也沒用。

等了好久怎麼還沒輪到我，原來前面停了下來。啊！是小雅。小雅的媽媽不曉得說著什麼，神態非常生氣。小雅的媽媽是開服飾店的。

「我的孩子是女孩啊，怎麼可以在手臂上留下疤痕。打在別的地方也可以！」

醫生帶著低沉的聲音否定地說：「不行，必須打在手臂上。」

種牛痘　必須打在手臂上

小雅的媽媽拼命地和醫生辯論著。

「為什麼種牛痘必須打在手臂上，預防針不是打哪個地方都一樣嗎？」

「是的。免疫的效果的確在哪個部位都一樣。但是，根據規定，第一次種牛痘必須打在右手臂上。」

「別跟我談什麼規定的事，請替她打在腳上，否則穿沒有袖子的衣服，手臂上留著牛痘的疤痕多難看啊！」

醫生冷冷地回答：

「不可以違背規定。」

「如果您這麼說，那麼，我就不打牛痘預防針了，怎麼樣。」

「難道妳願意讓您的女兒長天花嗎？會變成大麻臉哦！」

這一點倒令小雅和她的媽媽覺得左右為難了。但是，小雅的媽媽立刻又反問：

「去年出現過長天花的病例嗎？」

「沒有，大家都種了牛痘，當然不會發生。」

小雅的媽媽終於認輸了，抱著小雅坐在醫生的面前。

「為什麼要打在手臂上，真是不通情理的規定。古時候的女孩子手腳都是不外露，那該怎麼打預防針呢？」

小雅也極力地反抗，但是，輕而易舉的就被在右手臂上打了一針牛痘。醫生為了節約時間，立刻也在我的右手臂上種了牛痘。

事後想想也並不那麼疼痛，但被大人們抓住時，就害怕會有什麼不幸的事情發生，於是不由分說地就嚎啕大哭起來。

回到大廳後，也許是看到小雅媽媽發脾氣，有個穿著洋裝的婆婆說：

「您剛才說的一點也沒錯。我曾經在外國待過一陣子，外國人絕不會注射預防針在女孩子的手臂上。多半打在腳背或大腿外側，這個孩子的媽媽就是打在大腿外側，不過，尿片脫落時就麻煩了。」

老婆婆的膝蓋上睡著一個大約三個月左右的男娃娃。對了，像這麼小的時候一點也不懂得害怕，所以，可以乖乖地睡著打針。

生活的規律
體質與家庭的情況

天空裡傳來一陣響亮的聲音，把我從午睡中驚醒過來，媽媽在窗戶旁邊打著毛線，如果旁邊有人在我身旁時，我絕對不會哭泣。但是，因為媽媽注意到我已經醒來了，給我溫柔的一笑，反而讓我想要放聲哭泣。

不出所料地媽媽於是把我抱了起來。天空的聲音越來越吵雜，媽媽頻頻地安慰我說，不要怕、不要怕，更讓我對這種聲音產生了恐懼感。

「沒有什麼啊！你看，是直升機呀！」

媽媽說著就從窗口指著天空讓我看。有一個非常大龐的東西浮在我們公寓的上面。原來那就是所謂的直升機啊！

不過，怎麼飛得這麼低呢？它總該知道這裡是住宅區，住宅是人安靜休息的地方，跑到這邊來又發出那麼吵雜的聲音，不但會吵醒睡眠中的嬰兒，對於正在用功的學生也會造成困擾。

媽媽讓我看了直升機後，覺得我知道聲音來處大概就會安心了，又把我放回床上睡覺。為了讓我再睡午覺，媽媽開始唱起了搖籃曲。但是，我一旦被吵醒後就再也睡不著了。不管媽媽發出再怎麼溫柔的聲音歌唱，我硬是鬧著要起來讓媽媽抱。

對嬰兒而言，生活的規律是非常重要的。早上起床的時刻，或午睡的時刻、散步的時刻、沐浴的時刻、晚上睡覺的時刻等等，在每個嬰兒的體質以及家庭生活規律的平衡之下，自然地就定了型。一旦有了生活規律，依著這個規律而生活是最令人舒服的。

最近大人們的生活常有夜貓子的現象，造成嬰兒也變成夜貓子了。也許早一點讓嬰兒入睡，當隔天早上大人們還在睡時，嬰兒醒來就會吵到他們的睡眠吧。

做夜貓子對我並沒有什麼影響，只不過晚睡晚起罷了。但是，生活失去規律則最令我覺得討厭，所以，當我正在睡午覺時，最不喜歡隔壁的太太跑來家裡大聲地說話而吵醒了我。

當我好不容易又回復平時的生活步調時，爸爸回家了。

墜落　撞到頭會變傻瓜嗎

媽媽從隔壁小成媽媽那兒借來了一架織毛線的機器。小成的媽媽看到媽媽每天那麼熱心地打毛線，就主動借給媽媽她那部放著沒用的織毛線機器。

下午小成的媽媽來教媽媽打毛線。剛開始我好奇地看著機器打毛線，但是，不久覺得厭煩於是就睡著了。

醒來時，媽媽和小成的媽媽仍然併坐在機器前。看到大人們那麼熱心的態度，心想一定是什麼有趣的事，於是想過去一看。

毯子和棉被堆放在一起，我爬了上去，扶著欄杆站起來因欄杆的高度和我的腰部一樣。我想這樣應該可以攀越過去，於是努力地往上爬。終於爬過來了，心裡這麼想的時候突然感到一陣虛空，整個人就跌落下去，同時發出一陣劇響頭撞到了地板。我彷彿被摔在地板上一樣，跌落在地的疼痛讓我哇哇大哭。那時候媽媽已經跑到我的旁邊抱住了我。

「啊，撞到頭了怎麼辦呢？」

「真對不起啊！不過好像沒有受傷。」小成的媽媽也跑了過來。

「要不要帶去給醫生看呢？」

「我想最好不要動他。」小成的媽媽顯得比較鎮定。

「撞到頭立刻哭，就沒問題。我們家的小成就像這樣跌過好幾次。每次事後帶去給醫生看，問的都是一樣。譬如有沒有立刻哭呢？如果立刻哭就不會有問題。聽醫生說撞到頭之後最好不要移動他。後來醫生叫我以後若再碰到這種情況時，只要先讓孩子安靜地躺著，並用水枕冷敷其頭部就好。所以，當小成跌倒撞了頭而立刻哭泣時，我都替他冷敷頭部。」

媽媽聽了之後似乎放心了一點。

「不過，老是撞到頭不會變傻瓜嗎？」

這句話有點觸怒了小成的媽媽。

「我們家的孩子可沒比你的小寶傻喔！」

當氣氛顯得有點尷尬時，門口傳來鄰居的呼叫聲。

「陳先生家的阿明在那個地方玩。」

迷路的孩子 小小偷渡者

陳先生家的阿明已經兩歲半，非常地活潑好動。跟我一樣一刻也靜不下來。陳先生家隔壁阿姨種的菊花，全部都拔光光就是他的傑作。

當聽說他跑丟了的消息時，大家都顯得有點緊張。不過，到深夜發現他時，每個人都有點上當的感覺。原來他跑到公車終站前那家店面擺有熱帶魚水槽的商店。

真是精力充沛的孩子，那種追求新鮮事物的旺盛好奇心真令人佩服。

他雖然迷路了卻不容易被發覺，因為他不像一般迷路的孩子會立刻哭泣。對於大人們所抱持著迷路的孩子一定哭泣的偏見，他以「公車之旅」的旅程做為反駁。

大人們可能認為阿明調皮搗蛋不聽話，但是，在我們看來卻是極為理所當然的事。對我們這些社區孩子而言，所有的喜悅只要藉著公車、火車就能獲得。

不論是動物園、水族館、遊樂園只要搭上巴士，再乘上火車就可以到達了。只要搭上這些交通工具就可以到達有趣的地方，這是我們嬰兒時期開始就被灌輸的教育。

如果想讓我們不再對巴士、火車抱著憧憬，就應該把社區弄得更有趣。大人們消遣休息的公園，應該有個專屬小孩們的園地。

在那裡讓孩子玩玩娃娃車，最好還有一個水池讓小鴨子能夠遊戲其間，還有一個沙堆可讓孩子在裡面挖挖土，玩玩泥巴。這麼一來，不僅是阿明，就連我，大概就不會那麼想搭巴士或火車了。

這次阿明的冒險，他的父母多少應負點責任。不過，巴士的車掌也難脫其咎，如果知道孩子都喜歡搭巴士，碰到一個人上來的孩子，至少應該問他：「你的爸爸在哪裡？」巴士的司機也應該注意這些覬覦著搭巴士的小小偷渡者。

阿明的冒險給社區的媽媽們極大的衝擊。同時也讓他們發現社區生活的盲點。雖然社區是集合了現代文明的優點而設計出來的住宅區，但是，在設計上並沒有認真地顧慮到幼兒的生活。

沒有家的人來到社區之後，第一次品嚐到自己家的溫馨，而忘了在群體住宅中所必要的設備。像社區裡就沒有托兒所。

幼兒的母親大會　需要托兒所

阿明的「冒險事件」，因為學校的音樂女老師也住在社區的關係，終於促使「幼兒的母親大會」在小學的音樂教室裡召開了。這個聚會並非家長會，而純屬私人的組織。

「你的寶寶也快要是幼兒了！」

由於小成的媽媽極力地鼓吹，於是我也被媽媽抱著去參加了。

音樂老師簡短的開場白後，就談起了以往所交涉設立托兒所的經過。但是，社區管理委員會的理由是，托兒所是為了保障貧困家庭，住在這麼豪華社區的人根本不需要。

「支持整個社會經濟安定的中產階級，為什麼就不能要求設備托兒所呢？」

音樂老師最後這段話引起了大家的喝采。後來還有二、三個阿姨們起來熱烈地發言。

個個都是職業婦女，孩子多半請別人帶。有的人則想辦法和丈夫的工作時間調配，彼此輪流照顧孩子。由於這些人的處境所需，才使得她們益發地振振有詞。

但是，小成媽媽的發言就顯得比較和緩了。

「如果我們想要認真地做某件工作時，必須有二、三個鐘頭完全脫離孩子的自由時間。否則當事情做得正起勁時，孩子吵著要尿尿，以後就必須再從頭開始了。女人的工作之所以顯得拖拖拉拉，完全是這個緣故。有的人也許認為當孩子睡覺時再做其他的事，卻也會發生問題。而且當過度專心地做某件事時，孩子不是迷路就是從床上跌落下來。像我的孩子已經大約跌十幾次了。」

此話一畢引起哄堂大笑，暫時舒緩了緊張的氣氛。

經過一番討論之後，大家一致認為必須有一個改良式的托兒所。

一位住在獨棟房子，據說家裡各種電器設備齊全的太太發言說：

「我的孩子每個月都發生自體中毒症。醫生建議我不要過份寵愛孩子。但是，每天和孩子待在家裡，看到他就禁不住地想要抱他。這是我的個性，改也改不了。醫生說至少一天要有兩個鐘頭、或三個鐘頭，讓孩子給別人帶比較好些。」

這位閒來無事只會管教孩子的太太的發言，竟然促成了組織一個臨時互助性托兒所。

三不管俱樂部　臨時互助托兒所

「今天是互助托兒所開張的第一天。於是我就把小成寄放在那兒了。」小成的媽媽一進來就這麼說。

媽媽一邊把我放回床上一邊問著：

「住在單棟房子的那位太太沒有加入嗎？」

「那位太太結果沒有參加了。她的孩子比較大，而且她的先生也反對。說不喜歡有太多的孩子到家裡去，恐怕會把傢俱弄壞。」

「不過，那個太太不參加也好。如果到她家裡去，她一定只哄著孩子玩，孩子沒辦法休息而會變得心浮氣躁。所謂的托兒所，只要不讓孩子受到傷害，應該儘可能地讓孩子們自己玩比較好。即使是幼稚園，我覺得老師也不必太過於管教孩子。我最討厭孩子有如掌中戲中的玩偶一樣地被耍著玩。」

「我們也這麼覺得。所以我們把它命名為三不管俱樂部。這樣才不會過度地袒護自己的孩子。而且每個人有他們自己的管教方式，為了不彼此妨礙到對方，我們的方針是充分地監視卻不干涉。」

媽媽一臉佩服的表情又接著問：「一個星期幾天呢？」

「目前還在試驗階段。所以，暫時每個人一個星期輪一次，每次三個鐘頭。然後慢慢地再檢討延長時間。小孩子一個人的時候都不愛吃飯，但是，有同伴在一起時就吃得津津有味。雖然是彼此輪流照顧孩子，但是，一個星期中就有兩個下午，可以擁有三個鐘頭完全自由活動的時間。」

她們又開始學習用機器打毛線。這次為了預防我再度發生跌落的情形，媽媽特地在嬰兒床的外圍放了許多座墊。我看了一會兒機器打毛線的情形，不久又昏昏入睡了。

我突然地醒來。全身感到刺骨般地寒冷，心裡覺得非常不安，頭也疼痛。我發出了極大的聲音哭了起來，媽媽走了過來。

「哎呀，身體好燙。發燒了！」

小成的媽媽也跟過來說：「好像要抽筋的樣子！」

突然我好像受到了電擊似地，完全地失去知覺。

抽筋 會自然地痊癒

在家裡的嬰兒床上失去知覺的我，恢復神智時已經在社區診所的病床上。當我清楚站在眼前穿著白色外套的人是醫生時，我緊抓住在旁的媽媽哭了起來。

「會哭就沒事了。」

多麼冷酷無情的人啊！看到我哭竟然一臉喜悅的樣子。

「是感冒。雖然抽筋卻不用擔心。一般帶有神經質的孩子，突然發高燒時會有抽筋的現象。大人發燒時，會感覺寒冷而全身顫抖。而小孩子就變成抽筋了。抽筋只是因為身體突然發燒的反應而已，和腦方面的疾病並無關係。不過，沒有發燒卻有抽筋現象的情形，則多半是腦方面的疾病。」

媽媽有點神情恍惚地聽著醫生的說明。也許是我抽筋而失去神智這件事令她大受打擊，從她穿錯了小成媽媽的鞋子過來，就可以知道她受驚的程度了。

從醫生那兒拿了藥回家後，我被放在床上睡覺。頭上放著冰枕，腳部用電暖爐保溫。一切都依照醫生的指示。時間一到就被灌藥，苦得要命。媽媽說如果不吃藥就要打針，也許這是騙局。

聽說我抽筋的事情，隔壁的太太前來探望。

「聽說妳的孩子抽筋了。大概嚇了一跳吧！還記得我那孩子第一次抽筋時半夜裡他爸爸赤著腳抱著孩子跑往醫院，我則拿著錢包跟在後面追。現在回想起來真覺得可笑。」

「不過，打了針之後就恢復知覺了吧！」

「我剛開始也這麼認為。但是，因為我的孩子後來又有幾次的抽筋，我才明白並不是這麼回事。發高燒而抽筋，只要時間一過就會好了。醫生都非常清楚，但卻故意讓患者家屬以為打了針就能夠恢復神智。有一次我到診所的時候，碰巧醫生準備要出外診，而護士收拾診療器具的動作顯得遲鈍，聽到醫生責備她說，再慢的話抽筋自然就好了還去做什麼。」

隔壁太太的觀察入微真令人佩服。不過，彷彿是拿錄影帶到別人家再重播一次一樣，被揶揄的人可真難看了。到了傍晚我感覺輕鬆多了，但是，晚上爸爸回來之後，又起了高燒。

第一次發高燒　持續三天

前天下午抽筋而發高燒之後，昨天一整天都沒退燒。只是發高燒，既沒有咳嗽也沒流鼻水。不太有食慾，牛奶只喝了平常量的八分而已，飯及麵包都不想吃。

昨天被帶到診所又挨了一針。醫生一再地說是感冒沒什麼關係。

今天早上高燒仍然超過三十八度。

前天晚上和昨夜，深夜哭醒過來好幾次，爸爸也被我吵醒，因為睡眠不足而顯得頭昏腦脹的樣子。因此，爸爸的情緒也不太好。

「真的是感冒嗎?該不會有其他的疾病!藥吃了，針也打了一點也沒效嗎？」

「你說會有什麼其他的疾病嗎？」

「嗯，會不會是腦膜炎或肺炎之類的？」

聽爸爸這麼一說，媽媽突然地緊張起來。媽媽立刻又抱我去看醫生。

「燒一直都沒退。會不會是腦膜炎或肺炎呢？」

「我想是感冒吧！」前天醫生斬釘截鐵地咬定是感冒，但今天似乎多少有點動搖了。看到媽媽臉上不安的神情，醫生又接著說：

「不用擔心腦膜炎或肺炎，因為目前打的針可以預防這些疾病了。如果明天燒還不退，再照X光看看。」

我又再次挨了一針後回家。醫生沒有強調燒一定會退，而是說明天如果燒退了的話。醫生也沒有說疾病什麼時候會好，媽媽心裡覺得越來越不安了。

這時候剛好經常到社區賣菜的老婆婆來社區。她看到媽媽準備給我在頭上用冰枕冷敷時，便說：「您的孩子生病了嗎？」

「是啊，第一次發燒。今天已經是第三天了，卻一點也沒退燒。」

「如果是第一次發燒，那是長智慧的發熱。持續三天就會好了。」

晚上爸爸回來了。看到我的燒還沒退，爸爸認為應該再去給醫生檢查，媽媽不贊成而起了爭論。

智慧熱　突發性出疹

果然被賣菜的老婆婆一言說中了。今天早上開始燒就退了。同時，在耳後、胸部、背部等處長了許多小小的紅斑疹，有一點癢。全身感到倦怠，出了疹之後反而覺得不舒服。

「哎呀，長了這麼多小斑疹。會不會是痲疹？」

媽媽早上替我換衣服的時候這麼說。爸爸也跟進來看。

「會不會是傳染病呢？趕快帶去給醫生看！」

我又是診所的第一號病人。醫生脫掉我的衣服說：

「這是突發性發疹。持續三天高燒之後，會全身長出疹子。這種疾病不會有其他的症狀，只是高燒不停頂嚇唬人的。同時，必須等到出了疹之後才知道病名，最叫醫生傷腦筋了。這是感冒的一種，也是濾過性病毒所引起的疾病。」

媽媽因為沒有聽過突發性出疹這種疾病，所以再仔細地詢問一次。

「突發性出疹和智慧熱不同吧？」

「我不知道什麼是智慧熱。嬰兒在週歲左右突然發燒，燒退之後病也好了，古時候的人以為這是長智慧的表示，而有這樣的命名吧？但是，這個時期嬰兒如果是第一次的發燒，多半是突發性出疹。」

媽媽被我的抽筋嚇了一大跳，所以，誠惶誠恐地仔細聆聽醫生的說明。

「這種疾病會一再地發生嗎？」

「不會，只會發生一次，好像具有免疫力。多半在一歲半左右之前發病，較大的孩子就不會有這種疾病。」

當媽媽聽說這種疾病只發病一次，而且出疹之後就已經痊癒時，整個人頓時又恢復了精神。傍晚爸爸比平常早一點回來。

「小寶的燒已經退了，醫生說這樣就痊癒了。」

「咦！好了嗎？是什麼疾病！」

「突發性出疹！」

爸爸似乎也不太明白，但是，看到我變得有精神而且開始會笑時，就放心了。

腹瀉不止

感冒性腹瀉

「寶寶好像有點不正常呀！不但臉色不太好，而且還有點發燒。」

到家裡來玩的小惠阿姨，摸著我的額頭說。媽媽一聽說我發燒，彷彿嚇了一大跳似地，可能以為我又抽筋了。其實，我是在聽小惠阿姨和媽媽談話時，不知不覺地突然覺得不舒服起來。胸口疼痛，肚子也覺得怪怪的。

媽媽立刻拿體溫計放在我的腋下。我不喜歡體溫計這種冰涼的東西，揮舞著手腳想要逃開，卻被媽媽和小惠阿姨兩人架住，怎麼也動彈不得。

「三十七度五。」身當保姆的小惠阿姨，態度從容而且手腳非常熟練。不知是否剛才掙扎的緣故，胸口覺得難受就吐出來了。屁股那兒也怪怪的。

我被放到床上，媽媽替我換下髒衣服時突然大聲地說：「哎呀，拉肚子了！」

說著媽媽打了兩三個噴嚏。

「不曉得吃了什麼壞東西。」

「姨丈有咳嗽嗎？」小惠阿姨突然問了一個毫不相干的問題。

「有啊，從三、四天就開始了！」

小惠阿姨好像名偵探的推理成功似地，一邊點著頭一邊說：

「這一定是感冒性腹瀉，我們托兒所的嬰兒室裡正流行著這種病，幾乎大家都是被爸爸或媽媽傳染時的。姊姊您剛才不也是打了噴嚏嗎？」

「感冒性腹瀉這種疾病很可怕嗎？」

「這種疾病會傳染，當然可怕。不過，倒還不會有致人於死那麼恐怖！」

「那麼，該怎麼治療呢？」

「這就要找醫生了。在托兒所裡從來不做任何治療的工作。托兒所裡最怕孩子生病。」

「感冒性腹瀉會持續很久嗎？」

「每個醫生的說法互不相同。每個人看的醫生不一樣，結果也不相同。有的醫生說是感冒所引起的腹瀉，依感冒的症狀對症下藥，五、六天就好了，但是，有的醫生認為是腸不好，要求孩子斷食或注射醫藥鹽水，結果半個月左右才好。」

鬧彆扭　媽媽毫無反應

今天媽媽要做衣服，帶我到小華家去。小華家開裁縫店，裡面有三位助手，那些助手常抱小華玩。

當媽媽讓小華的媽媽量尺寸時，其中一名小麗阿姨就抱著我。那時候小華被另一個阿姨抱著進來。看到我立刻發出震耳欲聾的響聲，並且伸出了雙手。

「這是要小麗抱的意思。」

抱著小華的阿姨這麼說。抱著我的小麗阿姨笑著，把我和小華換了過來。真是便利啊，那一聲刺耳般的尖叫，只說了一遍就彷彿天皇指令，要小麗阿姨抱他不要抱我，而且這道命令也立刻被執行了。

媽媽量好了尺寸就過來抱我。小華的媽媽說「小寶好乖」，於是拿了一盒糖果給我。突然地又聽到了那聲刺耳的尖叫聲。又是小華。

「好好，乖！也給你一盒。」

說著小華的媽媽立刻給小華一盒糖果。

「他呀，現在正在鬧彆扭。一有什麼不如意的事情就發出這種尖叫聲。上次我聽人建議熬了一碗紅青蛙湯給他喝，結果一點也沒效。」

在回家的路上，我一再想著小華的尖叫聲。我不懂什麼是鬧彆扭，總而言之，小華那一聲刺耳的尖叫聲真厲害。只要發出那樣的聲音，大人們就胡亂地猜疑，處處表示順從。我也真想試試這個法寶。

回到家後，媽媽拿起我手上的糖果盒，從裏面拿出一顆糖果給我。最近我已經懂得糖果的美味可口了，一個太少，我想要全部都吃。於是我突然地大聲尖叫起來。

媽媽顯得不可思議地瞪大了眼睛。但是，一句話也不說地就把糖果盒放在櫃子裡，然後面無表情地把我放在床上，穿上了圍裙就到廚房開始工作了。

我又試著叫了一次，一點也毫無反應。這個法寶似乎對媽媽產生不了作用，真是自討沒趣。我決定不再試這個法寶了。

半夜吃奶　最大的安慰

賣菜的伯母又拉著推車來了。今天她特地給媽媽送蘿蔔來。在推車裡面坐著一個比我還大的小孩，嘴裡吃著麵包。媽媽拿了蘿蔔之後和那位伯母閒聊了起來。

「哇！您的小孩好可愛啊！」

「一點也不可愛！調皮搗蛋又不聽話。平常都是他奶奶帶的，可能是要什麼就給他什麼，一有不如意就哭鬧著不停，有老人家在真麻煩。但是，老人家不在也傷腦筋。真是左右為難。」

「如果有托兒所就好了。」

「在農忙期間，村裡有個青年會組織的團體會幫我們看孩子。」

「沒辦法整年替你們看孩子嗎？」

「有老人家在啊。他們都想抱孫子，認為與其給別人帶，不如自己照顧比較安全。」

不知什麼時候小成的媽媽也站在旁邊。手上拿著一團毛線。推車上的小孩突然吐出了麵包，哇哇地嚎哭起來。好像有點想睡的樣子。賣菜的伯母抱起了小孩，但是，小孩反而更哭鬧不停。

「真沒辦法。今天就給你特別優待吧。對不起啊，我餵他吃奶一下。」

伯母坐在樓梯上，開始餵小孩吃奶。

「半夜還得給他吃一次奶，衛生所的護士說這麼大的孩子可以不用吃奶了。但是，半夜替他換尿片時，總是哭個不停，這時候只要讓他吃奶，立刻就會睡著，如果不讓他吃奶，可能會鬧得家裡每個人都不得安寧。」

賣菜伯母回去之後，小成的媽媽開始批評說：

「那麼大的孩子還沒有斷奶啊！」

「我想應該是斷奶了吧！我看他已經會吃麵包了。安撫半夜起來的嬰兒入睡是必要的。可以抱著哄他睡，也可以輕輕地拍著讓他入眠。不過，餵孩子吃奶是做母親才能給的最大愛撫。否則孩子就變成奶奶的了。」

我很贊成媽媽的意見。

腦性小兒麻痺　並非個人能力所及

「糟了！住在四號的太太帶著孩子離家出走了。聽說還留一張尋死的字條。現在，警察正挨家挨戶地調查線索。」

早上隔壁太太跑來，說完這件事後就走了。彷彿廣播站的情報員。到了下午，事情有了結果。據說離家出走的太太和她的孩子，在自殺之前被人發現了。小成的媽媽又來找媽媽了。

「那個太太是我高中的同學。好可憐啊！她做人真好。小孩罹患小兒麻痺的確讓她受了不少苦，但沒想到竟然會發生這種事。那個小孩已經三歲了，長得好可愛的一個小女孩。但是整天睡著，不但手腳不能動，腦筋好像也有問題。聽說還不會吃飯，也許是舌頭不會靈活地轉動吧！這孩子光靠牛奶養大的。她的先生一點也不懂得體諒，據說還責備她生了這樣的孩子，這陣子經常在外喝酒很晚才回家。大概是因為這樣，我那位同學才會受不了。以前她的個性非常開朗大方，現在卻顯得萎萎縮縮，好像在逃避什麼一樣。只要是人多的地方她一定不去，因為不喜歡自己的孩子被人指指點點。」

媽媽默默地聽著，卻緊緊地擁抱著我。小成的媽媽看到媽媽一句話也不說，覺得掃興，就到隔壁的太太那兒去了。不過，小成媽媽的一番話似乎給媽媽很大的衝擊。爸爸回家後，全家一起吃飯時，媽媽說了。

「聽說社區裡有位太太離家出走了。」

「晚報都出來了。真是危險！有小兒麻痺孩子的父母的確難為。」

「你覺得該怎麼辦？如果小寶是小兒麻痺的話？」

「別說傻話了！對假定的問題不予置評。」

「你每次都臨陣脫逃。只要自己平安無事，別人的事似乎都可以不管。任何人也不願意自己的孩子罹患小兒麻痺。這好比颱風一樣，碰到颱風的人就倒楣了，但是，卻也不能因為這樣就不去管它啊！為了預防颱風的災害，到處都有許多的預防措施。但是，對於有罹患小兒麻痺的家庭，卻沒有人願意伸出援手。你不認為這很奇怪嗎？如果是個人能力無法所及的災害，國家社會應該想點辦法。我認為政府應該撥出一筆費用，籌備一所專門照顧小兒痲痺兒童的機構。」

生日　市民的幸福

今天是我的生日。一個月前的十一月紀念日裡，爸爸對於媽媽所買回來的蛋糕頗有微詞，因此，今天輪到爸爸必須買生日蛋糕了。為了不讓生日蛋糕在擁擠的車上被擠壞，爸爸趕著顛峰時間之前回來了。媽媽也準備了豐盛的晚餐等待著。

蛋糕上點燃一根蠟燭，開始了家庭式的生日宴會。

「就是去年的今天啊！」

爸爸無限感慨地說。

媽媽盯著蠟燭上的火焰，帶著嚴肅的表情點了頭。過去一年的許多回憶，這時候有如幻燈片似地一幅幅地出現在爸爸和媽媽的內心裡。如果不是坐在中間的我，突然地抓起蛋糕上奶油來吃，這種沉默氣氛可能還要持續更久。

爸爸豪飲了幾杯啤酒之後，漸漸地變得饒舌多嘴起來。媽媽只喝了一杯啤酒。

「真好啊，老百姓的幸福就是這樣。只要公司每年定期加薪，我就不再指望什麼了。」

媽媽的眼神似乎告訴爸爸只有這樣還不夠呀！

「噢，還有還有！還有你和我們第二代的健康。」

媽媽再問一次。

「就只這些嗎？」

「嗯，就這些了。」

媽媽開始說明自己不滿的原因。媽媽認為爸爸太過明哲保身主義了，應該改一改自掃門前雪的習性，除了要努力自己的前程和幸福外，也應該為他人的不幸處境伸出援手。

媽媽的心願是在社區裡成立一個「守望相助」會，有難同當有樂同享。媽媽的主張也許有點理想化，但是我願意投她一票。

第三章　一歲半之前

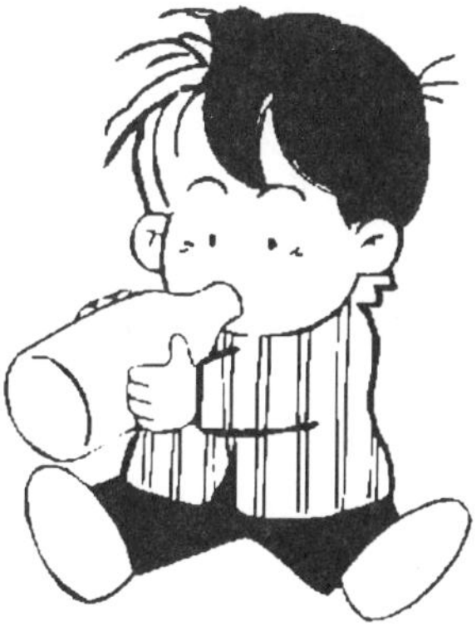

動物園　可憐的動物

禮拜天決定到動物園去玩。我雖然穿上鞋子，爸媽卻不讓我走路。因為我只會走兩、三步，鞋子根本就派不上用場。

開往動物園的車都擠得像沙丁魚似的。彷彿大家都爭先恐後想逃離社區一樣。但是，逃避的場所又不謀而同，到處都可以碰到熟識的人。

小成一家，以及因離家出走聲名大噪的阿明一家也到動物園去。我被爸爸抱著去觀看被關在籠內的動物。

「那隻是獅子。以前就在非洲的沙漠上奔跑！你看，多麼強壯的腳啊！」

「那隻是白熊。在北極一望無際的冰海裡游泳。」

爸爸一一地替我解說猛獸的歷史。但是，說著說著爸爸的表情突然漸漸憂鬱起來。本來自由奔放生活在大自然下的猛獸，被關進了鐵籠裡，有的打起了呵欠，有的在同樣的地方往來踱步，每天反覆著單調的生活。吃動物園為牠們準備的食物，不久生子，然後死去。這似乎和某人頗為類似吧。也許爸爸的腦海裡想著的正是這些念頭。

「看猴子比較有趣吧！」

爸爸對媽媽說。媽媽立刻表示贊同。因為媽媽已經無法忍受動物的腥臭味了。可以鳥瞰猴子的板凳剛好空著，我們三個人坐了下來。媽媽拿出親手作的三明治給我，我抓著就吃。

「小寶吃太多了！給爸爸一半。」

爸爸將我手上的三明治剝走一半。我被拿走了三明治覺得不高興而哭了起來。結果坐在後面的一群女高中生偷偷地笑了起來。媽媽滿臉通紅地站起來，催促著我和爸爸趕快離開。

「有什麼奇怪的。讓小寶吃壞肚子就不好了。」

「不是啊！你這麼做和前面的猴子爸爸搶了小猴子的橘子，結果兩隻吵了起來的情形正好一樣。」

爸爸知道被笑的原因後，好像賽跑似地快步走了起來。在遊樂園看到孩子玩的火車時，爸爸和我高興極了。每一節車箱都坐著抱孩子的爸爸，當火車開到他們媽媽的跟前時，彼此就高興地揮著手。

我和爸爸立刻也搭上了遊戲火車。當我們坐著火車時，媽媽一直揮著手，我們也不服輸地猛揮著手。後來和媽媽坐了碰碰車。同時一家三口還去划船。

我從來沒有這麼高興過。玩得精疲力竭，被抱著就睡著了，已經不知道是什麼時候回家的了。

突然沒有精神　也許是痢疾

在動物園過度興奮的我，因為疲倦所以當晚睡得很好。

隔天早上我覺得渾身倦怠感。平常我都最早醒來，搖晃著嬰兒床的欄杆吵醒大人，但是，現在一點力氣也沒有。

「小寶今天真乖！」爸爸抱起了我，並趁媽媽準備早飯的時候替我換衣服。若是平常我一定掙扎著想從爸爸那不熟練的動作逃開，讓爸爸手忙腳亂地直到媽媽來救援。但是，今天卻異常地乖巧，而且還打了好幾次的呵欠。

媽媽餵我喝的牛奶一點也不好喝。我抗拒著不想喝，但是，媽媽強迫地將牛奶塞進我的嘴裡。不過我還是極力地反抗，所以只喝了三分之一。喝完牛奶之後我突然想睡。

醒來時爸爸已經去上班了。我想叫媽媽於是站了起來，但是，不知為什麼雙腳卻使不出力氣而跌倒了。聽到這個聲音媽媽趕緊過來。

當媽媽抱起我時，我吐了起來。剛才不想喝的牛奶全部吐了出來。媽媽察覺到我的異常。立刻摸摸我的額頭和自己的額頭。然後自言自語地說好像沒發燒，接著又用體溫計量了我的體溫。我又不停地打呵欠，身體倦怠得想睡，終於昏昏沉沉地又睡著了。

在一陣陣吵雜的說話聲中我又醒來了。是媽媽和隔壁的太太站在我的床邊說話。

「沒有發燒，但是體溫很低。只有三十六度二。」

「看這個樣子好像不太正常！」隔壁的太太一如往常地嚇唬媽媽。

「好擔心，真傷腦筋。」

媽媽顯得不知所措。我看著媽媽。因為喉嚨好渴。我發出怪聲，提醒媽媽我想喝水。媽媽趕緊拿了水給我，我狼吞虎嚥似地喝了下去。但是，當媽媽從我手上拿走空水杯的同時，又全部吐了出來。而且又想睡了。

「也許是痢疾吧！」

聽到隔壁太太的這句話，媽媽頓時一臉蒼白。

「你們昨天上哪兒去了，是不是吃了什麼不好的東西？」

「沒有啊！全部都是我親手作的。」

隔壁的太太立刻前去打電話請醫生來。

自體中毒　兒童的神經衰弱

診所的醫生立刻來了。隔壁太太的「傳播電力」之強是有名的，診所大概也害怕在她的廣播之下而惡名昭彰。

前來的是代診的年輕醫生。最近診所非常繁忙，因此，拜託大學的研究生充當助手。代診的醫生雖然年輕，但沒有商業氣息，個性爽朗頗有好評。看到不是平常打針的醫生，我也覺得安心。

「不論吃什麼都吐了出來。」媽媽惶恐地說。

「有沒有拉肚子呢？」

「從昨天開始就沒有解大便了，醫生，這會不會是患了痢疾呢？」

「嗯，現在天氣寒冷，痢疾剛開始也是沒有發燒，有時也沒有腹瀉的症狀。不過，先浣腸看看。」

雖然立刻又起了一陣騷動，最後代診醫生還是觀察到我的排泄物。

「這孩子的排泄物倒是正常。昨天吃了什麼奇怪的東西嗎？有沒有在外面買什麼東西吃呢？」

「昨天去了動物園。吃的都是我親手做的東西。三明治和煮熟的蛋。我們大人也吃了，並沒有什麼異常。昨天他的精神很好，還高興得活蹦亂跳。」

代診醫生一邊點著頭聽著。我又打了一個呵欠。

「這是自體中毒！一般都是兩歲左右才開始的疾病。」

「中毒？」

「不必大驚小怪。中毒只是名稱而已。其實是兒童的神經衰弱。是種會嘔吐又想睡的疾病。多半發生在神經質的孩子身上。獨生子或家裡有老年人照顧的孩子，當有什麼新奇的事情而過度興奮時，就會產生自體中毒。最常見的是星期天到動物園之後，隔天就發病了。其次是到親戚家大受歡迎之後。」

「醫生，自體中毒會不會引起死亡呢？」

「怎麼會死，我從三歲到上小學之前每隔一個月就發作一次。」

糖果療法　不要打針

自體中毒的病名雖然恐怖，但不致於造成死亡。而且代診醫生也是這種疾病的經驗者，更加深了媽媽對醫生的信賴感。

我渾身倦怠感，但是，肚子餓得要命，於是發出咕嚕咕嚕的聲音，向媽媽要東西吃。

「小寶肚子餓了。醫生，可不可以給他吃點什麼東西？」

「是從今天早上開始吐的吧！」

「是的，是從今天早上開始。」

「大概還會再吐。半天或一整天先不要給他任何東西。我覺得孩子的疾病應該儘量讓他自然痊癒，不要隨便打針。」

但是，媽媽看到我昏昏沉沉的樣子非常不安。

「不過，如果不注射一點營養劑，恐怕身體會越來越衰弱。」

「當然也可以打針，我只是為您的小孩著想，才不這麼做的。因為只要讓小孩安靜休息，消除身體的疲憊感，自然就痊癒了。」

我剛開始也是注射了好多營養劑，整整兩天全喝高湯。但是，那次之後仍然不停地發生自體中毒症，每次都注射了好多的點滴，痛得讓我叫苦連天，我的爺爺不忍心，主張以後試著不再打針了，據說後來都不叫醫生，只在家裏安靜的睡覺。但是，這個方式反而早點痊癒。以前必須經過四或五天才可以吃飯，但那一次隔天之後就什麼都能吃了。當時我的爺爺讓我含一顆甜糖。糖果最好了，因為糖份中有營養，而且慢慢地溶解不會造成胃部急速地脹大。

從此之後，每當產生自體中毒，就在家裡安靜地休息，如果我想要吃東西時，就讓我含一顆糖果在嘴裏。因為我自己本身有過多次的經驗，所以自體中毒症對我而言並不足為奇。你們也給小孩吃糖果吧！」

媽媽立刻從櫃子裏拿了糖果給我吃。我大口大口地咬著吃，平常一定要拿掉糖果上面的玻璃紙才吃，現在連玻璃紙也吞進嘴裏了。真是美味可口。

「小寶，很好吃吧！」代診醫生說著然後摸了我的臉頰一下。

「中午之前還會吐一點。那並不要緊。讓他喝一點水或果汁。如果可以熟睡之後，從晚上開始就可以吃一點東西了。」

代診醫生的推斷完全正確。

自體中毒症痊癒了 自然的力量

上午在代診醫生面前吃了一顆糖後，我稍微睡了一覺。中午過後醒來了，但體力還沒有恢復，打了好幾次呵欠。

媽媽依照代診醫生的指示，讓我喝了一杯水。我一再地發出咕嚕咕嚕的聲音，要求媽媽再給我多一點。媽媽看我沒有吐出水，似乎覺得放心多了。於是順從我的要求再倒一杯水給我，非常好喝。

我的要求更劇烈了，媽媽誠惶誠恐地又倒了一杯給我。但是，這一杯剛喝完立刻就吐出來了。不僅是最後喝的這杯水，連剛開始喝的全部都吐出來。媽媽一臉深沈的表情把我緊緊的抱住。被抱在媽媽的懷裏昏昏沉沉地又睡著了。

再一次醒來時已經是傍晚了。可能是熟睡的關係，覺得渾身非常舒暢。看到我醒來，媽媽立刻走到跟前。因為肚子餓得要命，一看到媽媽我就又發出咕嚕咕嚕的聲音，伸出了手。

媽媽仍然帶著警戒心，猶豫著是否該給我吃。為了顯示我的精神已經變好了，於是站了起來抓住嬰兒床的欄杆用力地搖晃。媽媽似乎也察覺到這和剛才的情況大不相同了。立刻拿了一顆糖果給我。但是，這一點那夠，我用手指著廚房，想吃飯啊。這時候爸爸回來了。

「哇，這是我的第二代。不要嚇唬人！看起來精神好多了。」

「剛剛才變得這麼有精神。早上給你打電話的時候，整個人像癱瘓了似的。我一個人好擔心！」

「是的，真是辛苦你了。這是一點小小的慰問。」爸爸拿出了一包媽媽最喜歡吃的煎餅。我也喜歡吃煎餅，立刻向爸爸發出要吃東西的聲音。

「好吧，也給你吃！」

「不行啊，還不可以吃這種東西！」

爸爸和媽媽正爭執不休時，門鈴響了。媽媽打開門，是早上的代診醫生。

「我順道過來看看而已。精神好多了嗎？」

爸爸可能在媽媽的電話中，聽到代診醫生少年老成的事情了！

「真謝謝您經驗老到，給我們這麼好的建議。」

「那裏，這可是個痛苦的經驗呢。我的爺爺雖然對自體中毒的治療有一套，卻不知該怎麼預防。因為過度地寵愛我，不論什麼事都順從我。如果讓孩子養成強烈的依賴心，好比替他準備了自體中毒症一樣。」

由於代診醫生的光臨，我不但可以吃煎餅，而且還吃了麵條。

尿液渾濁　是腎臟炎嗎

今天早上異常寒冷。我比平常早醒。但是，媽媽已經起床在做早飯了。看到我起床，媽媽跑了過來。

「小寶，要尿尿吧。好乖噢！」

雖然我並沒有這個意思，聽到媽媽這麼溫柔的聲音，倒真的想尿尿了。我在便器裏解小便。由於客廳還很冷，媽媽又把我抱回嬰兒床內。我本以為媽媽要我醒來了，卻又被媽媽放回床上，期待落空又讓我哇哇大哭。爸爸聽到我的哭聲醒來了。

「乖，乖，到這裏來！」

媽媽彷彿找到了最好的保母似地，趕緊抱我放進爸爸的被窩裏。

約二十分鐘後，爸爸跳了起來，趕緊穿上襯衫和長褲，然後擺出一副打太極拳擊的姿勢。正當忘我揮拳踢腿煞有其事時，突然發出了一個響聲。原來踢到了我的便器。幸好沒有踢倒，只是蓋子掀掉而已。

「糟了，違規！」

爸爸說著趕緊拿了便器的蓋子放回原位。

「哦，這很奇怪！這是小寶的尿液吧！怎麼泛白而渾濁呢？」

聽到爸爸這麼大的聲音，媽媽嚇了一跳趕快跑了過來。

「是啊，泛白而且又混濁。剛才要他尿尿時我沒有留意到。」

「也許是腎臟炎噢，你看，小寶的眼皮腫著呢？」

「他平常就是這樣。因為趴著睡覺，所以，醒來時自然就腫著了。」

「但是，這個尿液很奇怪，把它裝在瓶子裏拿到診所去給醫生看看！」

媽媽把尿液裝在白醋瓶裏。

等診所開門之後，媽媽立刻帶我去檢查。今天是無罪赦免，因為醫生檢查了尿液之後，向媽媽如此地說明。

「寒冷的時候，尿液變得渾濁並不奇怪。這是因為體溫而溶解的尿酸，遇冷沉澱的關係。放入試管內加熱之後，尿中的渾濁就不見了。」

晚睡晚起

•安眠藥

最近我變成夜貓子了。以前我大多在晚上八點左右就睡著了，但是，這陣子必須到十點左右才入睡。由於晚上晚睡，早上自然就晚起，當醒來時，爸爸已經出門上班了。媽媽似乎想讓我早點入睡。因為晚上八點過後，為了讓我睡覺，媽媽常顯得焦躁不安。

當我被爸爸抱著玩推不倒翁的遊戲，或在床上玩玩具車時，媽媽就把我抱起來說：「乖，我們去睡覺吧。喝牛奶噢！」

由於我想再跟爸爸玩一會，常心不甘情不願地抵抗，但是，媽媽仍然把我放進嬰兒床內。不過，因為床上有電暖爐非常舒服，又可以喝到可口的牛奶，我就不再抵抗而變得乖巧了。

只是喝完牛奶之後，覺得精神更好又想遊戲了。媽媽於是唱了她拿手的舒伯特搖籃曲，但是，這一招已經不太管用了。非但如此，當聽到「快快睡噢，好孩子」這句歌詞時，覺得好像是媽媽叫我趕快睡覺，好讓她和爸爸愉快地聊天的意思，反而倔強地執意要起來。

雖然媽媽把電燈關小，抱著我哄我入睡，我卻一點也不睡。不想睡卻被強迫入睡是件痛苦的事，因此我又哭了起來。媽媽努力地想讓我入睡，而我掙扎地不要睡覺，這個爭鬥持續了將近一個鐘頭。最後我終於哭累了而睡著。

在這個過程中爸爸看著他的推理小說。不久前還閱讀媽媽所推薦的《膽識過人》（A Bold Fresh Piece of humanity），但是，因為我哭鬧不停不能專心，於是改看較有吸引力的推理小說了。

「為什麼那麼不想睡呢？難道嬰兒也有失眠症嗎？」

昨天晚上爸爸終於對我的哭鬧不停提出了抗議。

因此，今天當我午睡時，媽媽到診所去問醫生了。媽媽今天晚上的態度有點可疑。在泡牛奶的時候好像放點了什麼。爸爸把我抱起來放進嬰兒床，餵我喝牛奶，不過味道有點奇怪。然後又聽到那首「快快睡呀好孩子」。

結果您猜怎麼了。今天即使想要發揮我的神勇，也使不出力氣來了。好像被什麼吸引住一樣昏昏欲睡。隱隱約約地聽到爸爸和媽媽的談話。

「安眠藥還是有效呢！」

「噓！」

●這倒無妨

昨天晚上比平常都早睡了。但是，天生活潑好動的我，只攝取必要的睡眠時間而不戀床。本來十點睡覺八點起床，改成八點睡覺時，自然六點就醒來了。到了六點我睜開了眼睛，醒來之後我就按捺不住了。爬起來搖晃著床邊的欄杆，藉著響聲要求媽媽趕快來迎接我。

媽媽平常都七點之前起床，但是，聽到我的吵鬧立刻起來了。

「為什麼這麼早起呢？小寶。」

媽媽您怎麼這麼說呢？讓我早點睡的不就是媽媽您嗎？

「再跟媽媽睡一會兒吧！」

媽媽看看手錶，覺得還早就抱著我到自己的被窩裏。

媽媽閉上眼睛裝作睡覺的樣子，但我一點也不想睡。媽媽如果想睡就睡吧！我要起來了。我偷偷摸摸地爬出來，但是，媽媽又把我拉回去。於是又開始了以往每天晚上所發生的拉扯戰。一個是努力地想讓對方睡，一個是極力抵抗不要睡。所不同的是以前是在晚上，現在是在早上罷了。

「真吵啊，怎麼睡得著！」

爸爸因為我們的爭吵而醒來了。我期待著爸爸和我玩玩具車。但是，一大早的爸爸和夜晚的爸爸不一樣，為什麼那麼不高興呢。即使我帶著「可愛的臉」面對爸爸，卻一點也不理我就轉身埋進被窩裏。

媽媽心不甘情不願地起來，替我換上衣服。我一個人玩著玩具車。

早飯比平常早了一點。爸爸和媽媽的談話集中在我今天早上的行動。

「所謂安眠藥，只不過讓人早睡一點而已。」

「醫生一開始就這麼說了，如果服用安眠藥，會變成習慣性是不可以用的。」

「這麼說，是要讓他晚上吵或早上吵的問題了。」

「話是這麼說，我自己也想過了，小寶其實只要睡十個鐘頭就足夠了。所以，不應該勉強讓他早睡。認為八點不睡不行是錯誤的。晚上即使和你玩個不停，超過了九點自然就會想睡。像以前林先生來玩的那個晚上也是這樣。到了九點半坐著就睡著了。所以，我決定不再干涉小寶的睡眠時間了。」

這就對了。嬰兒並不是根據育兒叢書中的時間表而生活作息的。

趴著睡

•扁桃腺肥大

「小寶，臉要朝上睡噢！」

午睡的時候聽到媽媽的聲音而醒來了。因為我趴著睡，媽媽把我抱起來改成正睡的姿勢，因為我還想睡就任由媽媽處置。不久又睡著了。

「你看，小寶怎麼趴著睡呢？」

這是爸爸的聲音，原來爸爸回來了。

「是啊！剛才也是趴著睡，我還把他翻過來呢！」

「到底是怎麼回事，該不是生病吧！」

「他的精神可好呢！」

我完全地清醒於是爬了起來。真是胡猜，怎麼懷疑我是生病了呢？為了讓你們看看我精神活潑的樣子，抓起腳邊的枕頭丟到床外面。

「不行噢！」爸爸的表情有點可怕，伸出右手拇指對著我。我有點喜歡爸爸這種嚴肅的表情，而且非常高興他用這個方式表示對我的關心，於是又蹲下來想拿起毯子丟到外面去，但是卻搬不動厚重的毯子。

「這傢伙竟敢反抗我，一點也不順從。到底是誰的遺傳啊！」

「你這樣就要孩子順從你嗎？」

當氣氛顯得有點僵硬時，隔壁的太太來了。

「真謝謝您！」隔壁的太太拿食譜還媽媽。

「我的孩子趴著睡，現在剛好和我的先生談論著是不是那個地方不對勁？」

隔壁的太太聽媽媽這麼一說立刻回答：

「那一定是扁桃腺肥大症，如果不割掉，會變傻瓜噢！」

為什麼這位伯母總要以悲劇性的觀點來解釋所有的事物呢？這是倦怠期啊！是想找刺激而期待著事件的發生。

我趴著睡比較舒服，好像紮實地抓住大地一樣。柔軟的棉被壓在胸口覺得比較舒服。我可以自由地轉動，如果趴著睡而覺得痛苦時，自然會朝上睡了。只是因為舒服才這麼睡的。

隔壁的太太回去之後，爸爸和媽媽又陷入不安的情緒中。

●不是急病

社區的診所沒有耳鼻喉科。據說以前替我檢查腸糾結症的外科醫生也看耳鼻喉科，因此，搭著巴士到他的診所去。媽媽和我都喜歡那個老爺爺醫生，只是因為他的診所沒有小兒科才不去找他。老爺爺醫生記得我們。

「這陣子我的孩子喜歡趴著睡覺。會不會是扁桃腺肥大的症狀呢？」

聽到媽媽的疑問，這位仙風道骨般的老先生哈哈大笑。

「這麼小的孩子會有扁桃腺肥大症，未免操心過度了。」

「那麼，為什麼趴著睡呢？」

「這很簡單，只是因為趴著睡比較舒服罷了！」

真了不起，仙人醫生。

「這麼說不是病囉！」

「理所當然的嘛，我有七、八個孫子，仰躺而睡的只有一個，個個長得身強力壯。當孩子可以自由轉動時，喜歡趴著睡的孩子自然就趴著睡。再怎麼改變他的姿勢也沒用。小學四年級之前，有許多的孩子都是趴著睡。這並不值得大驚小怪。

最近的年輕父母都有點神經過敏，一點小事也大事喧嚷。像昨天我的三媳婦前來告訴我說，小孩子吸吮指頭要不要緊，這只不過是慾求不滿的現象罷了。甚至有人更認為幼兒吸吮指頭是理所當然的，只要指頭乾淨根本沒關係。對孩子而言，指頭可能比奶嘴更好吃。

人這種動物，天生就喜歡用舌頭舔東西，像大人喜歡吃口香糖、咬菸嘴一樣，這些都是慾求不滿。有的孩子即使上了幼稚園，還會咬指頭。不過，這都是大人不好。因為沒有讓孩子和其他的小孩一起玩的關係。試著讓孩子玩玩捉迷藏看看，他根本沒有時間咬指頭了。」

「這麼說來這孩子是沒事了嗎？」媽媽頓時豁然開朗起來。

「當然，當然，這麼健康的孩子根本用不著來看醫生。」

「本來以為是扁桃腺腫大，想來麻煩您替他開刀的。」

「說什麼傻話！扁桃腺並不是可以隨便開刀的。扁桃腺和人的眼球一樣，有大有小。難道你會因為眼球太大就要割小一點嗎？」

不想睡嬰兒床　睡那裡都一樣

前天晚上，我夢見診所的所長追著我，因為非常恐怖而醒來。大聲呼叫求救。在黑暗中聽到爸爸和媽媽低沉的聲音。

「難道又是夜哭嗎？不要管他了！」

「也許要尿尿吧！」

媽媽開了燈到我這裏來。當確認我不是夜哭時，媽媽用手輕輕地在棉被上拍著想讓我入睡。但是我因為害怕，想要躲在媽媽的懷裏，於是又哭了起來。媽媽這才決心把我抱起來。然而因為寒冷，就把我抱進自己的被窩裏。我覺得非常舒服就睡了起來。可是沒多久媽媽又把我抱著站起來了。原來要抱我放回嬰兒床上。我覺得不安又嚎啕大哭起來。

「哎呀，吵死了！真拿他沒辦法，抱著他一起睡吧！」

媽媽終於依照我的希望抱著我一起睡了，我總算可以安心地入睡。

昨天晚上深夜，也是因為做了同樣恐怖的夢而醒來。然後一如往常地，媽媽把我哄靜後又要抱我回嬰兒床上睡覺，結果又因為寒冷和我的哭鬧，於是又跟我一起睡了。

今天早上吃早飯時，這當然變成夫妻的話題了。

「好不容易養成了自己睡的習慣，真是可惜！」

「這也沒辦法，又不可以讓他一直哭著。」

「像昨天晚上他自己竟爬了起來，若不去管他又怕他會感冒的。」

「不知其他睡在嬰兒床上的孩子是怎麼一回事？」

「育兒書上說，絕對不可以讓孩子和父母一起睡，否則會失去獨立心。」

夫妻會議到此為止。結論是參考其他家庭的情況再做進一步地討論。

晚飯時爸爸和媽媽又再度召開會議。

「我問過了許多人，每個人都一樣。據說在週歲前後，嬰兒都不喜歡自己躺在床上睡。大家都說讓孩子一個人睡覺，只不過是父母們的理想罷了！」

「我問過了那個去過外國的太太。在外國孩子有他們自己的房間，而且房間內有暖氣，在我們這麼寒冷的房間裏，要向外國人看齊，簡直不可能。」

飲食花費時間　頂多三十分鐘就完畢

今天到衛生所接受營養指導。護士認為我體重太輕，一再強調是媽媽育兒的熱心不夠而造成營養不良。媽媽神情暗淡地帶著我離開了衛生所。

走在路上聽到後面有人呼叫，原來是小成的媽媽。

「怎麼一臉無精打采的樣子呢？」

「衛生所的護士說我的孩子營養不良。而且還懷疑我餵孩子吃飯不夠熱心。」

「你讓小寶吃飯要花多少時間？」

「不管是吃麵包或吃飯，大約是三十分鐘。但是，現在越來越拖拖拉拉。有時要花上一個鐘頭，耐性地追在後面餵他吃，而且要他心情好才會多吃一點。」

「對了，這就是大問題了。三、四天前，我們的三不管俱樂部也針對孩子的飲食時間，大大地討論了一番。」

媽媽聽說這個問題是大家共通的問題，顯得非常緊張。

「你們三不管俱樂部，不是孩子們因有伴一起吃飯，所以都吃得多嗎？」

「這只不過是一個星期四天的午餐而已。其餘就不行了。每位家長在自己家裏都追著孩子餵食。不論那個家庭，根本沒辦法每餐都耗費一個鐘頭來陪孩子吃飯，但是，大家討論的結果認為如果根據育兒書中所規定的標準飯量餵食，鐵定要耗費一個鐘頭。」

媽媽贊同地點頭。

「但是，如果一天花費三個鐘頭，讓孩子三餐都吃兩碗飯，那麼，孩子在外遊玩的時間就沒有了。要不然只有請一名女傭專門陪伴孩子，即使花一個鐘頭吃飯，飯後還可以帶孩子去散步。

但是，我們這些家庭主婦並不只有餵孩子吃飯的工作而已。而育兒書上所定的飲食，還有醫生、護士的建議等，是否真正出自家庭經驗而得來的結論呢？這就是個問題。

我們認為那些說不定都是沒有親自教育自己的孩子的人所擬出來的。主張斷奶就不讓孩子喝牛奶，其實，再沒有比牛奶更容易攝取到營養的食物。

不喝牛奶卻要我們耗費時間餵孩子吃飯。與其在吃飯上浪費時間，不如多騰出一些的時間讓孩子多多活動筋骨。」

標準斷奶飲食表 不做木頭人

媽媽又提出了另一個問題：

「但是，我們家的小寶體重不足。」

「所以才被說是營養不良嗎？到底不夠多少？」

「四五〇公克！」

「你在說什麼啊！只有做生意買賣的人才會斤斤計較這麼丁點的重量。人生並不會因為多了四五〇公克的贅肉或脂肪就受其左右了。像你的孩子這麼活潑好動，如果體重不減輕才奇怪呢。譬如拳擊手，為了要減輕體重都做賽跑運動。你的孩子就像他們一樣嘛！」

我高興的不得了。認為活蹦亂跳的我好比拳擊手一樣，小成媽媽的眼力的確了不起。

「但是，聽說沒有達到標準，還是有點擔心。」

媽媽仍然拿不定主意。

「所謂的標準，是所有兒童的平均值，是全部的人數綜合起來的平均值罷了，有的孩子會多於標準值，當然也有孩子會少於標準值。平均之後所得到的是個大概的結果，而不是個必定的目標。譬如，女人的結婚年齡平均是二十四歲，難道過了二十四歲還沒結婚就不行了嗎？幾歲才要結婚全憑自己的意願，只要結婚之後能夠幸福就好了。

像你的孩子雖然體重不足四五〇公克，卻也不會因此而造成不幸吧！每天快快樂樂健健康康地生活不就好了嗎？倒是那個標準斷奶的飲食表才奇怪呢！小孩幾個月之後要開始吃米飯，應該由父母自己判斷。像古時候一歲過後的嬰兒都還在吃母奶，最近的媽媽多半沒有那麼多奶水，嬰兒多半到了四個月左右後就開始改用奶粉了。要從什麼時候開始給嬰兒吃麵包、吃麵條，全憑個人家庭的情況以及孩子的體質而決定，根本不需要像木頭人似地讓別人牽著鼻子走。」

媽媽已經招架不住小成媽媽那趾高氣揚的氣焰了。

「你今天的口氣好衝，該不會是和你的先生有什麼摩擦吧！」

「你說什麼啊！我先生出差了一個星期都還沒回來，我要跟誰吵架。」

媽媽忍不住噗哧一笑。

被狗咬傷

●不要讓狗跑了

星期天早上，爸爸牽著我的手去散步。散步的路程一成不變。先通過單棟住宅區之前，穿過大馬路往社區公園去。在社區公園看到小成和他爸爸，大概是昨天出差回來了。由於小成的父親是爸爸中學的學長，所以，對爸爸說話總是口無遮攔。

今天一看到爸爸就說：

「你也來啊，野蠻人。」

「凱撒殿下，如果出差過久，克雷歐巴殿下的情緒會不好噢！」

爸爸苦笑著回答。

小成看到我就走過來牽著我的手。只要跟我做朋友的人我都喜歡。朋友和爸爸媽媽不同，是對等的關係，自己必須經常保持自我的獨立性。這種感覺令我感到非常新鮮。

這時候對面來了一個牽著一隻大狗的男人。我因為也想和狗做朋友，於是伸出了另一隻手。結果狗不知為什麼，突然吠了一聲咬了我的手。疼痛還在其次，那種恐懼感令我哭了起來。爸爸趕緊跑過來抱住我。

牽著狗的男人不停地向爸爸點頭，不知說著什麼。我緊緊抓住爸爸。爸爸趕快抱我回家。媽媽嚇得臉都蒼白起來。其實，手的傷口並不嚴重，在食指上有兩個齒痕，出了一點血而已。擦了紅藥水又包上繃帶，我已經不哭了。但是，狗這種動物卻在我的腦海裏留下深刻恐怖的印象。媽媽突然大聲地說：

「糟了，聽說被狗咬傷會染患狂犬病。該怎麼預防呢？哎呀，趕快帶他給醫生看吧！」

「但是星期天診所都休診啊！」

「那就到大醫院嘛！對了，到以前那個外科醫生那兒看看。」

爸爸又趕忙帶著我出門。幸好外科醫生在家。

「醫生，這孩子被狗咬傷了。為了怕被傳染上狂犬病我想麻煩您給他打一針。」

「先別慌張！那隻狗在那裏，帶過來了嗎？」

「那是別人家的狗。」

「問題就出在狗的身上。如果不是狂犬，那點傷口幾天就好了。你去找那隻狗來。如果狗有注射過狂犬病預防疫苗就沒關係。不過，狂犬病的疫苗是使用兔子的腦提煉出來的，並非十分安全。因為動物的腦注射到人體之後，可能會造成人腦穿洞。而日本腦炎的預防針也是死老鼠的腦，我覺得並不太好。」

●不是狂犬就沒問題

「喂，事情大了！」爸爸回到家就這麼對媽媽說。媽媽的臉色又大變。

「果然是狂犬病嗎？」

「不是啊！醫生叫我帶狗去給他檢查。如果是狂犬就必須打預防針。但是，那種預防針聽說注射後可能會造成腦穿洞。」

聽說我不是狂犬病，媽媽似乎稍微地放了心。

「你知道咬了小寶的狗是那家的狗嗎？」

「我怎麼知道，是別人帶去散步的狗。對方已經向我道歉，我看傷口小當然也不能要求對方賠償什麼，所以也沒有問他的住址。」

「怎麼辦呢？如果那隻狗是狂犬。找找看，看看是那家的狗？」

「這怎麼可能呢！真傷腦筋，我最不喜歡養狗的人了。當我看到住在單棟公寓的人家養狗時，對他們那種無時無刻地提防著自己私有財產的態度真感到可憐。」

「不是這樣的啊！我們社區最近不太安寧，聽說有專門覬覦我們社區的小偷。人家是為了提防小偷才養狗的，也有的只是當做寵物而已。」

「這就是我討厭的地方。前一陣子報上刊載在南極探險的隊員，因為狗的犧牲而得救的消息，有的人因此對該隊員非常不滿。這簡直是笑話，沒辦法愛人的人才會愛狗。」

「現在不是討論這些事的時候。反正你趕快去找找看。小成的爸爸不是也一起嗎？也許他知道。」

「對啊，我去問問看！」爸爸又跑了出去。

不久爸爸回來了。

「不行，他也不知道。只記得對方穿皮夾克及馬靴。」

「還是小成的爸爸比較具有觀察力。你就憑這個印象到處去打聽。我也儘量去問問看。你平常不是喜歡看推理小說嗎？這正是你大展身手的機會了。」

爸爸的星期天完全泡湯了。到深夜才查出狗的主人，那隻狗後來沒咬過人，同時也沒有懼水症狀，也打了預防針。不過為了慎重起見，仍然帶去給獸醫檢查，結果聽說完全正常。

疑陽性

•再檢查一次

今天是到衛生所注射ＢＣＧ的日子。前天到衛生所做了結核菌素（Tuberkulin

）打針，因此看到衛生所的建築物就恐懼地哭了起來。不僅是我而已，所有到來打ＢＣＧ的嬰兒，大家還只到門外就已經嚎啕大哭了。

在通往診察室的走廊上，護士一個個地檢查我們這些哭泣不停的嬰兒的手臂。她只是看而已，但是，以為可能又要打針所以大家都拼命地哭。

被認定是陰性的孩子就到診察室注射ＢＣＧ，而陽性的孩子不打ＢＣＧ，卻必須去照Ｘ光。我正猜想著自己是屬於那一邊時——

「你是疑陽性，疑陽性也要照Ｘ光。」

在Ｘ光攝影室裏又一陣騷動之後才被解放出來。媽媽非常不安。

「我的孩子是結核嗎？」媽媽抓住護士不停地問。

「如果是結核會立刻給您通知。若沒有通知請你一個月後再來。那時候再做一次結核菌素反應。」

護士一說完了，就走進診察室。好像非常忙碌的樣子。媽媽因為不太清楚而顯得神情恍惚。看到媽媽困惑的樣子，在旁的一名中年婦人走了過來。

「您的孩子是疑陽性嗎？」

「是的，不知疑陽性代表什麼。我聽說若是陽性就是感染結核的意思。」

「所謂疑陽性有各種情況，其中有很多反而和結核毫無關係，只是因為皮膚過敏而出現泛紅的反應，其次是剛感染上結核，但症狀還未十分明顯時的情形，另外有的的確是感染了結核，但反應還不十分明顯。」

這名中年婦人竟然知道得這麼詳細，令媽媽大為吃驚。

「那麼，我的孩子是屬於那一種呢？」

中年婦人微笑著說：

「現在照X光就是要確認它的種類。如果照片上發現有異樣，就可能是感染了結核，而只有反應還不十分明顯是那一種。」

媽媽對她的博學多聞，感到十分敬佩，於是又客氣地問她：

「真對不起，請問您是醫生嗎？」

●三種可能性

「不是，我是病人。結核的事情有時候病人會比醫生更詳細。我在療養所待了十年，這段歲月讓我學了不少，真是令人悲傷的知識。」

媽媽聽說對方是病人，立刻起了警戒心。趕緊把我抱在與那名婦人相反的另一邊。那位中年婦人又微笑著。

「不要緊的。我已經動手術割掉不良的肺了。不會傳染給您的小孩。」

媽媽似乎覺得自己做錯事了一樣，有點不好意思。

「真對不起！」

「那裏，不用客氣。不過您好像還不太清楚為何X光片上沒有異樣時，還必須到衛生所來做一次結核菌素反應檢查吧！」

「是的！」

「一個月後再做結核菌素檢查反應，如果出現強烈的陽性反應，就是剛染患結核而變成疑陽性，這時候就必須服用痨得治（hydrazid）的藥。」

「如果是陰性呢？」

「也有這種情況，這可能是因為皮膚過敏，而一時出現疑陽性反應，但事實上並沒有感染上結核。則必須注射ＢＣＧ做人工免疫。」

「如果仍然是疑陽性呢？」

「這時候還必須打ＢＣＧ。注射的部位如果一個星期之後沒有任何異常，就表示沒有感染結核，這大概是所注射的ＢＣＧ產生免疫力了。」

「一個星期之後會有什麼症狀出現呢？」

「如果是感染結核的疑陽性，注射ＢＣＧ一個星期之後，在注射的部位會長出有如瘡疤樣的東西。這表示並不需要注射ＢＣＧ，但是，如果不打ＢＣＧ也不清楚狀況，這也沒辦法。」

「非常對不起，請問您是在衛生所工作嗎？」

媽媽似乎已經全盤瞭解了。不過，這位中年婦人怎麼這麼博學多聞呢？媽媽也很想知道這個究竟。

婦人笑著回答說：

「不是，我是結核病患的隨身護士。今天是替那位病人拿痰到衛生所作化驗。十年的療養生活使我失去了婚姻。這是大多數婦人因為結核病長久居住在療養的命運。」

淋巴腺結核

・腦膜炎的危險

媽媽從衛生所內那位婦人的口中，聽說疑陽性多半和結核無關，只是皮膚過敏所造成的反應時，媽媽的情緒變得大為樂觀。因此，一個星期之後接到衛生所寄來的通知，「您的孩子的X光片有異常，請到衛生所一趟」時，簡直有如晴天霹靂。

送爸爸出門後立刻帶著我趕到衛生所。

「您孩子右邊支氣管附近的淋巴腺有腫脹的現象。」

醫生看著X片，對正忐忑不安的媽媽作說明。

「會好嗎？」媽媽哭喪著臉問醫生。

「多半可以治療。不過這個部位的淋巴腺結核泰半會併發腦膜炎或漱癘結核，必須特別小心。」

「可以在這裏治療嗎？」

「衛生所的工作只是預防而已，這裏並不做治療的工作。拿著這張X光片找附近的醫生檢查吧！」

醫生說完拿出X光片裝進袋子裏交給媽媽。

「有沒有什麼必須注意的地方，是否應該讓他安靜地睡覺？」

媽媽沒有站起來的意思。

「詳細情形請妳請教主治醫生。不過，最好不要讓他亂走動或直接日曬，同時必須留意不要讓他受到痲疹及百日咳的感染，因為那會加劇結核的惡化。還要注意營養，多給他吃點滋養的食品，維他命也不可缺乏。」

媽媽好像還有許多事情想問的樣子。

「順利的話大概什麼時候會好呢？」

「至少要一年吧！換下一位……。」

媽媽不情願地站了起來。走出衛生所之後，媽媽緊緊地擁抱著我，並且將嘴巴靠近我的耳根。

「小寶、真對不起啊！讓你感染了結核。不過媽媽會努力治好你！」

●誤診

晚上睡不著覺，哭著醒來好幾趟。若是平常，爸爸媽媽根本不理睬我，不知為什麼連爸爸也起來安慰著我叫我不哭，還跟我玩。由於晚上玩累了，早上雖然醒來一次卻立刻又睡著了。

再度睜開眼睛時，怎麼我竟然已在那位老爺爺醫生的診所裏了。爸爸也在場。

「這就是你們夫妻連袂前來的原因？」

仙人醫生看著爸爸和媽媽這麼說。

「是的。衛生所叫我們找附近的醫生，但我們不想去。因為聽說曾經有個結核病的嬰兒，在附近的診所打針的時候，產生副作用變成耳聾。」

醫生深深地點了頭。

「是的，這必須留意最好不要亂打針。不過，卻也不可因為這樣就把附近的診所當作拒絕往來戶。因為結核病最好是就近治療。而且我又是個外科醫生。」

「這一點我們也非常清楚。我們是想能不能麻煩您代為介紹值得信賴的醫生？」

「好吧。幼兒的結核常會搞錯。離這裏三站車程的山腰上有一所小兒結核診療所。那裏的所長和我是同鄉，你們到那裏去看看。我會先替你們向他打招呼的。」

我們依照指定的時間到達小兒結核診療所。由於診療所在山上，爸爸和媽媽走得氣喘如牛。所長戴著一副深度眼鏡，身材高大。所長雖然看起嚴肅卻非常和藹可親。

「啊，歡迎歡迎。先讓我看看X光片！」

媽媽交出X光片。所長拿著它對著毛玻璃仔細地看。

「我想這不是結核，似乎是胸腺的影子。任何人都有胸腺，不過有的人在嬰兒期會比較大，而且它是在支氣管的旁邊，經常被弄錯。為了慎重起見，我們再做一次斷層檢查。」

我又被帶進X光室裏，等了將近一個鐘頭。

所長面帶笑容，拿著潮濕的X光片走了過來。

「是胸腺沒錯。沒有問題。不過一個月之後，要再做一次結核菌素反應檢查。」

吃泥巴

‧是貧血的關係嗎？

今天風和日麗非常暖和。媽媽在後院晾衣服時我就曬曬太陽。媽媽在泥巴地上鋪了個草席。我一個人坐在草席上玩著畫冊和玩具。沐浴在溫暖的陽光下，呼吸著大自然新鮮空氣的我，內心一股衝動從草席上爬了出來，趴在土地上。大地的感覺是那麼令人舒服！

社區的水泥地硬邦邦地，我對它毫無興趣，但是，大地卻充滿著活力，花草樹木都仰賴它而成長。我伸出雙手抓起了泥巴，泥巴在我的手中變成形狀。這就是我在社區生活中所遺忘的東西。

是大自然，我想和大自然合而為一。於是將手上的泥巴往嘴裏塞。這一點也不好吃。但是，卻是從未嚐過的一種新鮮味兒。它和麵包不同，咬起來真有勁。

「哎呀，小寶在幹什麼呢？」

媽媽跑了過來。當我聽到這種聲音時，就知道一定有危險發生，這個預感讓我哭泣了。

「吃泥巴做什麼呢？吐出來！」

我還不知道該怎麼將嘴裏的東西吐出來。媽媽粗魯地將手指伸進我的嘴巴裏，拼命地把泥巴挖出來。隔壁的太太和小陳的媽媽聽到媽媽的聲音也跑了過來。甚至路過的兩位太太也跟過來看。隔壁的太太首先發言。

「哎唷，您的孩子在吃泥巴。一定肚子裏有蛔蟲。」

隔壁的太太有事沒事的常嚇唬媽媽，因此，媽媽立刻表現出一副防衛的態度。

「三、四天前才做檢查，沒有蛔蟲呀！」

「一定是缺乏鈣質。」小陳的媽媽接著說。

「這孩子牛奶可以喝五大杯哦，牛奶不是含鈣質最多嗎？」媽媽全力應戰。

似乎認識隔壁太太的一名太太也插嘴說：

「聽說幼兒如果缺乏維他命，會吃泥巴或灰塵之類的東西。」

「我們家每天都給他吃綜合維他命。」媽媽立刻給予反擊。

這些建議者似乎對自己的建議不被採納感到不悅。結果最後一位太太說：

「該不會是貧血吧？」

●對大自然的鄉愁

左鄰右舍應該是互相親愛，但怎麼可以硬要拿自己孩子的經驗來論斷別人呢？

像媽媽這種心地善良的人，最招架不住的就是別人的危言聳聽。下午立刻帶我到診所去。

「請幫我檢查看看這個孩子是否貧血。」

診所的醫生對媽媽的請求似乎有點莫名奇妙。

「這孩子的臉色看起來很好啊！」

「他在吃泥巴呀！肚子裏又沒有蛔蟲，既不缺乏鈣質，維他命也很足夠……。」

醫生看到媽媽說得振振有詞，顯得有點心虛。

「那麼我檢查看看。不過，一定不是貧血。」

「後天來看結果吧！」醫生使用暴力把我按壓在臺上，從耳珠子採血。媽媽的表情，帶著為什麼要那麼久的問號，抱著我離開診察室。晚上爸爸回來時，立刻聽到今天吃泥巴的事件。爸爸似乎有點不服氣。

「不要什麼事都去找醫生啊！」

「但是，如果是疾病怎麼辦呢？」

「吃泥巴，吞灰塵那算是疾病嗎？」

「你可真有自信！」

「是啊！我以前也這樣。大概從小寶這個年紀到四歲的時候，經常吃泥巴！」

「這麼說是你的遺傳哦！」

「不要碰到什麼事都說是遺傳好嗎。這是人共有的特性。當時我媽媽似乎也非常擔心，想盡了各種辦法治我。利用針灸治療，又找醫生檢查等。最後聽說是吃了烤紅青蛙才好的。我母親到現在還深信不疑。其實，長大之後自然就好了，這哪算是疾病。」

答對了！爸爸真了不起。我吃泥巴怎麼會是疾病嘛。只不過是對大自然一種鄉愁罷了。

「不過，聽說紅青蛙是治療神經質的藥。這麼說你以前也帶有神經質了。」

「說什麼傻話。因為小孩吃泥巴就慌張地要醫生檢查是否貧血的人，才是神經質呢？」

鄰居的麻疹　打預防針

早上媽媽替我泡牛奶時，小成的媽媽慌慌張張地跑來。

「小成得了麻疹了。我擔心前天到你們家玩的時候，是否傳染到你家小寶了。所以特地來看看！」

媽媽放下牛奶，想起前天小成來時不停咳嗽的情形。

「小成現在怎麼樣了呢?很不舒服吧！」

「是啊，今天發燒到三十九度左右，什麼也沒吃。已經看過醫生了，我想大概不要緊。我是擔心如果傳染到小寶就不好，現在還來得及打預防針！」

「謝謝你。等一下就到診所檢查看看。」

小成的媽媽回去了。我覺得小成的媽媽非常了不起。因為大多數的人不會自告奮勇地承認自己的孩子傳染疾病給別人。媽媽立刻帶著我到診所。

「前天他和感染了麻疹的孩子一起玩，現在可以打預防針嗎？」

醫生回答說：「和他玩的孩子的確是麻疹嗎？否則這個預防針只有三個禮拜的預防期間，可能還必須打一次。」

「是真的。醫生您這話怎麼說呢？」

「打預防針只是使症狀輕微而已。一般是注射γ•球蛋白，多量注射就不會感染麻疹。但是如果明年又流行麻疹時，可能還有被傳染的危險。若是輕度的麻疹，今年感染之後就終身免疫了。」

「輕度麻疹是什麼樣的程度呢？」

「會有一、兩天發燒到三十七度以上，同時還有輕度的出疹，不過，還不至於臥病在床就是了。」

媽媽當然高興地接受。與其不知不覺地感染了嚴重的麻疹，不如打針做事先預防。但是，對我而言卻一點也不值得高興。只要是打針的事都令我恐懼。當我好不容易在嚎啕大哭中獲得解放時，一位帶著和我差不多年紀的女孩的媽媽進來了。

「孩子的哥哥一個禮拜前感染了麻疹，雖然還沒傳染給他，是不是可以打預防針呢。」

醫生聳著肩表示拒絕。

注射麻疹預防針 太遲就不行

「花錢也不行嗎？」

醫生的臉上有點不快。

「不是費用的問題。感染上麻疹經過一個禮拜之後預防針就無效了。從感染之後到第六天還有效，第六天以後就不行了。為什麼他哥哥感染麻疹時不立刻前來打預防針呢？在出疹之前的三、四天就會傳染給別人。所以，您的女兒已經感染將近十天。第十天已經有一點症狀出現了。一般在出疹前的三、四天會有類似感冒的症狀，您的女兒有沒有咳嗽呢？」

「有時候會打點噴嚏。」

「那麼，已經感染麻疹了。現在不是預防的時期了。靠近你女兒的其他孩子，也會感染麻疹。」

聽醫生這麼說，媽媽突然把我抱著站到房間的一角。醫生笑著說：

「你的孩子不要緊的。已經注射預防針了。不過我認為應該讓你的小孩到這個女孩身邊，確實地感染麻疹比較好。因為如果沒有被前天一起玩的孩子感染麻疹，預防針三個星期之後就無效了。現在在這裏感染了麻疹，就會有輕度的麻疹症狀產生。」

帶女孩前來的媽媽吃驚地說：

「為什麼要故意去感染麻疹呢？」

「因為麻疹如果清楚感染的時間，利用預防針可以使症狀減輕，所以，鄰居有人感染麻疹時，讓孩子和感染者一起玩個五～十分鐘再注射，孩子只要感染輕度麻疹就沒事了。」

「什麼是γ・球蛋白。」

媽媽和那位太太異口同聲地發問。

「這是濃縮大人血液而製成的。因為任何人小時候都得過麻疹，所以，大人具有免疫體。免疫體就是包含於γ・球蛋白之內。注射這種疫體就能給孩子帶來免疫能力。」

「哦，這麼說我也具有免疫體。」

「一點也沒錯。剛出生的嬰兒不會感染麻疹就是最好的證明。因為他們出生時就帶有母親的免疫體。」

輕度麻疹——一生只有一次

在診所注射麻疹預防針之後，到今天剛好是第十五天。媽媽聽診所的醫生說，感染麻疹之後大約到第十天會產生症狀，因此，這四、五天都是在擔心著我就要發燒的不安中渡過。

終於發燒了。早上撫摸我的額頭後的爸爸說：

「今天又沒發燒，說不定沒有感染麻疹。醫生如果說三個星期內沒有感染，預防針就失效，今天就帶他再去感染一次吧！」

爸爸說完之後就出門了。但是，十點餵奶的時候，媽媽替我量體溫時，竟然高達三七．七度。媽媽立刻打電話給診所，碰巧小成的媽媽也來了。

「診所說要來往診，因為到診所怕會傳染給其他孩子。雖然症狀輕，但還是有傳染力。」

「這也是麻疹嗎？既不咳嗽也不打噴嚏，精神看起來很好嘛！」

「錯不了的！聽說這就是輕度麻疹。」

「如果這是麻疹，你的孩子可幸福多了。像我們家小成連續四天高燒到三十九度呢！」

「這還不都是多虧您的幫忙。」

「那裏！那裏！」

這時傳來門鈴的聲音，醫生來了。但這次來的並不是所長，而是我最喜歡的代診醫生。

「出疹的情況怎麼樣？」代診醫生一進門就這麼問。

「好像還沒有出疹！」

醫生似乎不信賴媽媽的話，叫媽媽把我的衣服脫下。

「這不是出疹嗎？在耳後、胸側等處。這就是出疹啦！」

代診醫生指著我的身體的各個部位給媽媽看。

「這就是出疹嗎？看不太出來，好像有那麼一點。」

媽媽挨近跟前仔細地瞧。小成的媽媽也探過頭來看，聽說這麼輕微的症狀就是麻疹，媽媽似乎非常高興。

「從此不會再感染麻疹，可要替我謝謝你們家的小成了。」

我會走路了　上二樓

爸爸的理想實現了。我已經可以自己走路了。以前到八點還賴床不起的爸爸，現在七點半就起床，帶我去散步。鞋子也是爸爸替我穿的。

通過單棟住宅區的前面，再穿越社區巴士行駛的大馬路，往社區公園去。爸爸似乎很喜歡熟的人對他說：

「啊，你的孩子已經可以走路了。」

所以，常故意到熟識的人家附近走動。

為了讓奶奶看我會走路的樣子，趁著今天是星期六，特地到奶奶家住一晚。奶奶看到我會走路的樣子竟然流淚了。我以為奶奶是在傷心，於是就像媽媽平常安慰我一樣，用手輕輕地在奶奶的背上拍打著。

誰知這麼一來更惹得奶奶淚流滿面。不過，仍然張大著口笑著告訴我說她並不是難過。這時候奶奶口中前面的一排牙齒突然掉了下來。我第一次看到掉牙，嚇得哭了。這個情景惹來哄堂大笑。

真搞不懂大人怎麼又哭又笑。如果高興的時候請你們不要哭啊！

小惠姊姊也長大了。但是，看到奶奶抱我就一臉不高興的樣子。她可能以為奶奶是屬於自己的。不久因為疲憊我就睡著了。

醒來時發現自己竟然躺在一間陌生的房間裏睡覺。我爬了起來。已經會自己走路了，當然可以四處探險。看到房門留了一個空隙，心想背後一定藏著什麼東西，於是一步步地挨近前去。

走出房門，看到一個很像兒童樂園裏的溜滑梯旁邊的樓梯。我想爬著上去，心想上面可能就有一個溜滑梯。

於是我開始一步步地爬上去，想不到自己的雙腳竟然這麼有力氣，內心裏高興得不得了。再一點點就到頂了，這時候突然覺得背後有人。

「哎唷——」聽到這個聲音的同時，媽媽從背後抱住我。我嚇了一跳哭了起來。

媽媽把我抱下去，回到剛才大家都在的大廳。

「真嚇我一大跳，小寶差一點就從樓梯摔下來，他竟然一個人爬樓梯。我擔心在下面叫他會害他摔下來，才悶聲不響地把他抓住，這種事一點也疏忽不得。真是嚇我一大跳！」

氣喘

•令人恐怖的情景

當天晚上我看到一個令人恐怖的情景。

半夜裏因為隔壁房間的聲音而醒來，是小惠的哭聲。奶奶不知在說什麼，還聽到伯父和伯母的聲音。好像發生什麼事了。爸爸和媽媽也醒來了。

「我去看一下！」

爸爸套上外套趕緊到隔壁房間去。

小惠騎坐在奶奶的膝蓋上，上半身靠在奶奶的胸前。小惠呼吸的時候，肩膀就隨著劇烈的起伏。吐氣時胸口會發出風箱一樣的喘聲，連我們這邊都聽得到。同時還夾雜著咳嗽。

當嗽嗽時，小惠的臉頰漲得通紅幾乎像要窒息一樣。奶奶不停地拍著小惠的背部，口中反覆地說，要吐出來哦，要吐出來哦。伯母雙手捧著盆子，接小惠偶爾吐出來的痰。伯父在電話前面交抱著雙手來回地走動。

「再打一次看看吧！」奶奶回答說。

「剛才打電話到現在已五分鐘了，再打一次看看吧！」

伯父開始撥電話號碼。

這時候醫生來了。身材高大，留著鬍子，還帶著一副眼鏡。醫生把一個黑色的大皮箱放在旁邊，從裏面拿出聽診器。看到醫生我反射性地哭了起來。

「小寶，你不要哭啊！」

媽媽說著悄悄地關上房門。傳來醫生的聲音。

「又發作了嗎？」伯父的聲音。

「上星期好不容易打完了所有的預防針。預防針好像也沒什麼管用。」

發出氣喘聲的小惠突然嚎啕大哭。打針了。

「這樣可以舒服一點。」是醫生的聲音。

爸爸回來了，悄悄地對媽媽說。

「小惠的宿疾又發作了，真可憐。」

●人為疾病

因為小惠的氣喘，我們取消星期日一整天待在奶奶家的計劃，一大早就回家了。

在車上碰到診所的代診醫生。據說這星期日剛好要到診所輪值。爸爸和那位代診醫生已經成為好朋友，所以無所不談。

「本來是想到我哥哥那兒去作客，但是，他的孩子昨晚氣喘發作，只好趕緊回家。」

「有奶奶在吧！奶奶一定比媽媽更寵孫子。」

「一點也不錯，簡直是掌上明珠。咦，難不成你也會占卜嗎？」

「開玩笑，氣喘這種病都大同小異，家裏有個寶貝孩子，又有奶奶在時，如果那個孩子生性多痰，一定會搞成氣喘。」

「為什麼說會搞成氣喘呢？」

「這是一種人為的疾病。很多孩子天性多痰，但是，卻不見得每個人都會得氣喘。如果家裏有兩、三個孩子，父母沒辦法全心全意去呵護孩子時，即使孩子喉嚨積痰而使胸口發出喘息聲，多半也不會去理睬。這麼一來，自然孩子就會自己吐痰了。相反地，只因為喉嚨有痰，全家人就煞有其事地抱著孩子哄他，心疼地替他揉背等，這就糟了。小孩子心想可以受到如此地禮遇，就不吐痰了。結果反而使喉嚨內積了更多的痰，而且只要喉嚨有痰，就擺出一副病情嚴重的樣子，非得奶奶呵護才行。」

代診醫生所說的和昨天晚上小惠的表現一模一樣。

「我哥哥的孩子聽說已經打過預防針了，但是，才過一個星期病又發作。」

「環境也會造成疾病，必須改變環境。這才是真正的對症療法。雖然注射腎上腺素或麻黃素會感覺舒服一點。你哥哥的孩子的氣喘，如果奶奶不保持三不管的態度，是治不好的。但是，做奶奶的大概不會同意吧！」

代診醫生看到爸爸的臉色越來越難看，於是不再對奶奶做人身攻擊了。

「總而言之，不要過度地寵愛孩子。尤其是獨生子。有氣喘病的人多半是獨生子。以後哮喘病的孩子可能會越來越多。因為大家都只生一子就不再生了。」

小兒麻痺

●早期是類似感冒的症狀

社區裏有人感染小兒麻痺。四天前因為發燒，到診所檢查，被認為是感冒，在右手臂打針後就回家。

但是，隔天右手臂就不能動了。再到診所檢查時，發現是感染了流行性小兒麻痺，因此被送往傳染病醫院。社區裏有孩子的人個個心驚膽跳。

因此，昨天晚上三不管俱樂部的三名成員，聚集在小成的家裏。晚上八點半開會。會員的孩子們似乎個個都在那個時段睡覺，但是，我是夜貓子只好讓媽媽帶著去旁聽。

首先，成為談論的焦點是診所的作法。小成的媽媽說：

「先說是感冒，隔天卻說是小兒麻痺，簡直是誤診嘛！」

眼科醫生的王太太站在同業的立場顯得有點為難了。

「也可能是誤診，不過，小兒麻痺剛開始都呈現感冒的症狀，所以，也難怪醫生會判斷是感冒。因為症狀畢竟都一樣。」

另外一名陳太太則顯得不安地說：

「這麼說，小兒麻痺症必須等到出現麻痺的症狀才能判斷了囉！」

「如果取一點腦脊髓液來檢查也許就能判斷出來。不過，問題是根本不可能叫每個因感冒而前來就診的孩子，在脊髓打一針試試看。」

王太太的回答，只讓在旁的人更加不安了。

「聽說有的人認為是打錯針才造成手臂神經麻痺的。」

小成的媽媽這麼說時，我直覺地以為那個人大概是隔壁的太太。

「聽說診所已經取了腦脊髓液做檢查，所以，是小兒麻痺沒錯。不過，打針和造成麻痺是否有關，倒是個微妙問題。在動物實驗中，似乎也證實了注射過的腳比較容易產生麻痺。」

大家對王太太的話都表示贊同。

「可不能因為感冒就隨便打針了。」王太太又接著說。

「是的。至少在小兒麻痺流行的期間，最好不要隨便地打針。而且，聽說扁桃腺動過手術的人也比較容易感染小兒麻痺，因此，在小兒麻痺流行期間最好不要隨便讓扁桃腺肥大的孩子動手術。」

●沙克疫苗

小兒麻痺是個棘手的疾病。即使早期讓醫生檢查也看不出端倪。

「如果發現是小兒麻痺而立刻診治會痊癒嗎？」

媽媽非常不安地問。

「目前似乎還沒有絕對有效的藥品。不過，幸好麻痺症狀多半會漸漸地好轉。雖然有的人最後因為麻痺而造成了跛腳，但有不少的孩子剛開始完全不能走路，後來不需要仰賴拐杖也能自己上學了。當產生麻痺症狀時，先讓孩子保持安靜，然後替他按摩，做運動。」

媽媽迫不及待地又問：

「那麼，打預防針是否就沒問題了呢？」

「以前預防小兒麻痺是注射沙克疫苗。沙克疫苗是利用殺死造成小兒麻痺的濾過性病毒而製成的，因此，免疫力還未十分完全。但是，目前多半使用活疫苗。那好像是將濾過性病毒注射在動物體內，使其毒性減弱而製成的。」

小成的媽媽插嘴地說：

「為什麼小兒麻痺活疫苗要用口服的呢？」

「因為小兒麻痺的濾過性病毒，就是由口腔進入腸內，在腸中繁殖而蔓延到各部的。」

「原來小兒麻痺是由口傳染的疾病，我還以為是空氣傳染呢！」

王太太又接著說：

「小兒麻痺患者的糞便中含有最多的濾過性病毒。因此，可能是由蒼蠅作為媒介。所以，我們應該盡量保持環境衛生，撲滅蠅蟲，並且留意不要吃到蒼蠅沾過的東西。令人可怕的是，不僅是患者，患者家人的便中也含有濾過性病毒。似乎任何人都有感染小兒麻痺的可能，只是多半不致於造成麻痺的症狀。據說兩千至三千個小兒痲痺患者之中，其中有一人才是真正的痲痺患者。而感冒患者之中似乎也有許多是小兒痲痺患者。因此，隔離患者也不見得絕對安全。」

別離　和兒童成為好朋友

今天是爸爸的生日，家裏舉行了慶生晚會。媽媽從下午就待在廚房裏做料理。我在一旁拿著蠟筆和畫紙塗塗抹抹。拿著蠟筆揮動著手，竟然能夠在白紙上留下各種顏色，真令人覺得新奇又好玩。

當我在一張白紙上胡亂地塗滿圓形和直線之後，媽媽又拿了另一張白紙給我。然後在爸爸回家之前，媽媽把這些胡亂塗抹的畫用膠帶貼在牆壁上，聽說是作為慶祝爸爸的壁畫。

今天晚上我難得和媽媽一起喝汽水。當然，媽媽偶爾也陪爸爸喝幾杯啤酒。每次喝啤酒時，爸爸就用自己的杯子碰撞媽媽的杯子說：

「為我們的第二代乾杯！」

爸爸和媽媽情緒都非常愉快，每天都是生日就好了。

這時候傳來按門鈴的聲音。啊！是代診醫生來了。

「突然來訪真對不起。真是熱鬧啊！」

「那裏，今天是我的生日。你來得正好，請進！請進！」

「其實我是前來告辭的。因為我要到別的醫院實習了。」

「那真可惜！社區診所的所長大概也覺得相當遺憾吧！」

「正好相反呢。他可高興得不得了。我來了之後收入減少了許多。因為我想利用不讓孩子哭泣的方法去治病，所以都不打針。不打針收入自然就減少了。有的孩子因為怕打針，一看到診所就顫抖地哭泣。當孩子哭鬧不停時，診所裏反而利用打針來鎮暴。這一點我非常不贊成。我的理想是和兒童變成好朋友，不要在診察室裏看到他們哭泣的臉。啊，說了一大堆。喉嚨好渴，能不能給我一杯啤酒？」

國家圖書館出版品預行編目資料

幼兒真心話—出生到 1 歲半的體驗／王欣筑 主編
－初版－臺北市，大展，民 99.06
面；21 公分－（親子系列；11）
ISBN 978-957-468-752-7（平裝）
1.小兒科　2.新生兒科　3.幼兒
417.5　　99006175

幼兒真心話—出生到 1 歲半的體驗

主　　編／王 欣 筑
發 行 人／蔡 森 明
出 版 者／大展出版社有限公司
社　　址／台北市北投區（石牌）致遠一路 2 段 12 巷 1 號
電　　話／(02) 28236031・28236033・28233123
傳　　真／(02) 28272069
郵政劃撥／01669551
網　　址／www.dah-jaan.com.tw
E-mail／service@dah-jaan.com.tw
登 記 證／局版臺業字第 2171 號
承 印 者／傳興印刷有限公司
裝　　訂／建鑫裝訂有限公司
排 版 者／千兵企業有限公司
初版1刷／2010 年（民 99 年） 6 月

定　價／180 元

大展好書　好書大展
品嘗好書　冠群可期

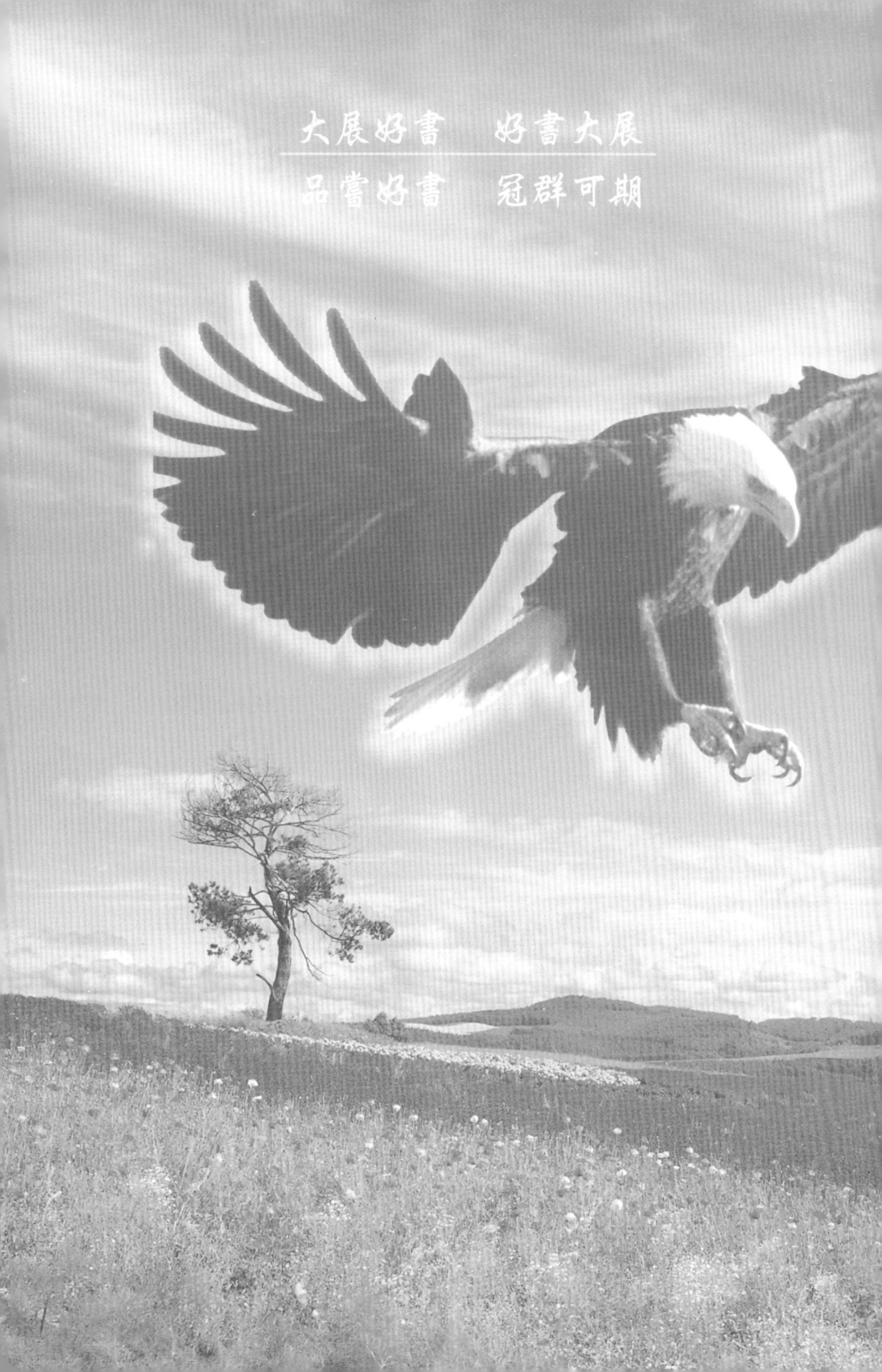
大展好書　好書大展
品嘗好書　冠群可期